大脑的钥匙

[俄]薇拉·托尔琴尼科娃
[俄]尤里·涅奇波连科 著
皮 野 杨振杰 译

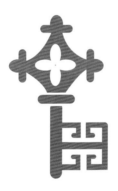

人民卫生出版社
·北 京·

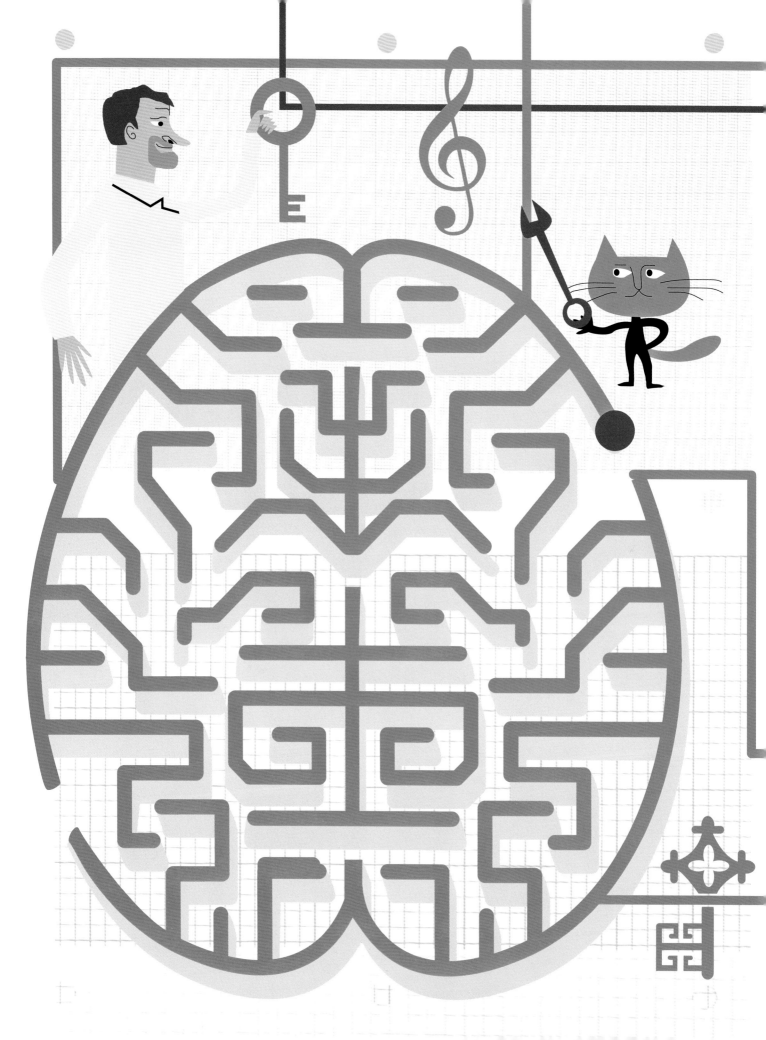

目　录

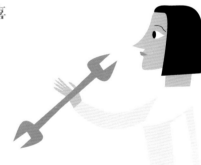

亲爱的读者!我们所有人——两位作者、喵学者,还有画家,一起邀请您踏上穿越大脑迷宫的旅程。旅程开始前,让我们来思考一些谜题。

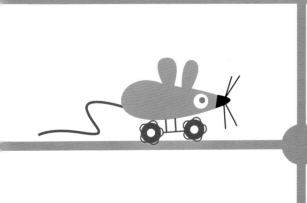

导语

人脑——自然界最大的谜团之一，要知道，人的整个身体就是由它控制的，也正是它，使得我们人类能够思考和理解世界是如何运转的。要是能找到开启大脑诸多奥秘的钥匙就好了！

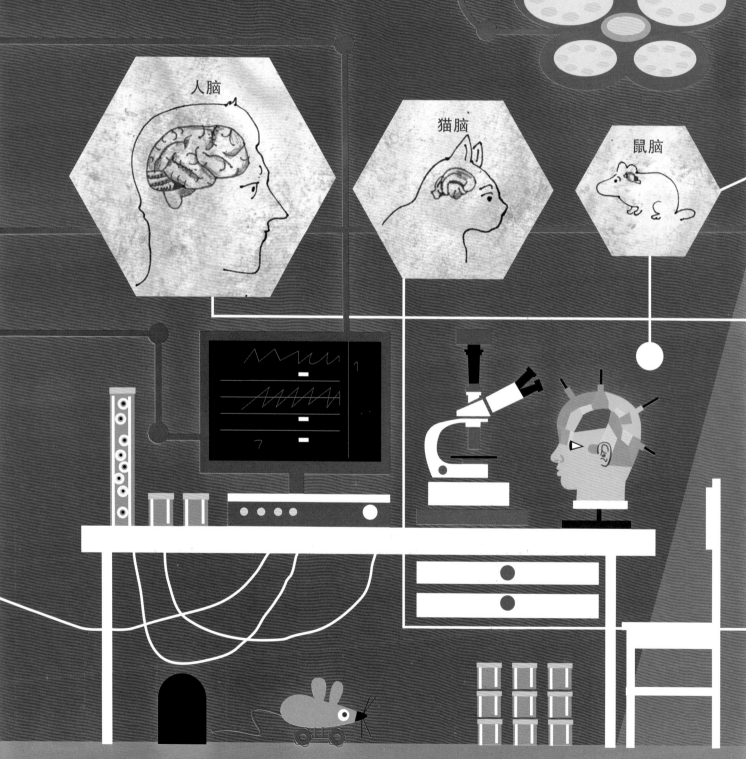

人脑

猫脑

鼠脑

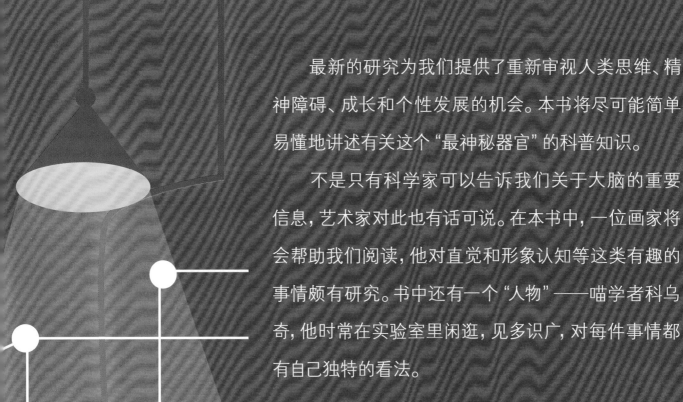

最新的研究为我们提供了重新审视人类思维、精神障碍、成长和个性发展的机会。本书将尽可能简单易懂地讲述有关这个"最神秘器官"的科普知识。

不是只有科学家可以告诉我们关于大脑的重要信息,艺术家对此也有话可说。在本书中,一位画家将会帮助我们阅读,他对直觉和形象认知等这类有趣的事情颇有研究。书中还有一个"人物"——喵学者科乌奇,他时常在实验室里闲逛,见多识广,对每件事情都有自己独特的看法。

画家:人们常说鲁莽的人做事情根本不经过大脑,可见"头脑"是我们身上最重要的东西!

喵学者:是吗?这我还真不知道。请尝试用您人类的头脑来捕捉一只老鼠吧!估计也就只能应付得了我们实验室的事……

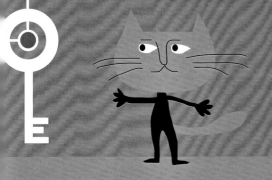

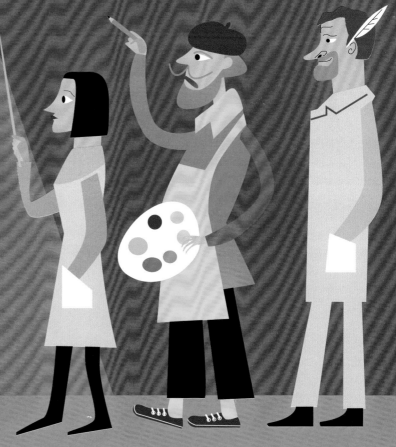

来自孩子们的发现

科学家是一个非常好的职业：穿着白大褂，周围灯光闪烁，一边晃动着试剂，一边挠着后脑勺，力求有新的发现。一旦有新的发现，他们就会冲到走廊上兴奋地大喊，并马上在记录本上记录下来。

但有时，科学界的叔叔阿姨们会在不知不觉中与一些重要的东西擦肩而过，而孩子们有时却会看到成年人所忽略的东西，并得到真正的发现。

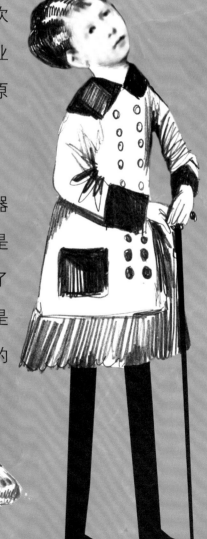

西班牙比利牛斯山脉的阿尔塔米拉洞穴被当地人多次造访，但他们在那里没有发现任何异常。1879年，西班牙业余考古学家马塞利诺·德·索图拉来到阿尔塔米拉，寻找原始武器的遗迹。他带着小女儿玛丽亚一起参加挖掘工作。当马塞利诺正低头挖掘时，玛丽亚突然惊呼起来："爸爸，你看，彩绘野牛！"马塞利诺意识到这些图像产生于旧石器时代，而且保存得非常完好。但是，一些科学家却指责他是伪造遗迹的骗子。直到1902年，考古学家对洞穴内进行了新的发掘，才证明那些彩绘野牛确实是一万多年前，也就是旧石器时代的作品。小女孩玛丽亚成了旧石器时代岩画的发现者。

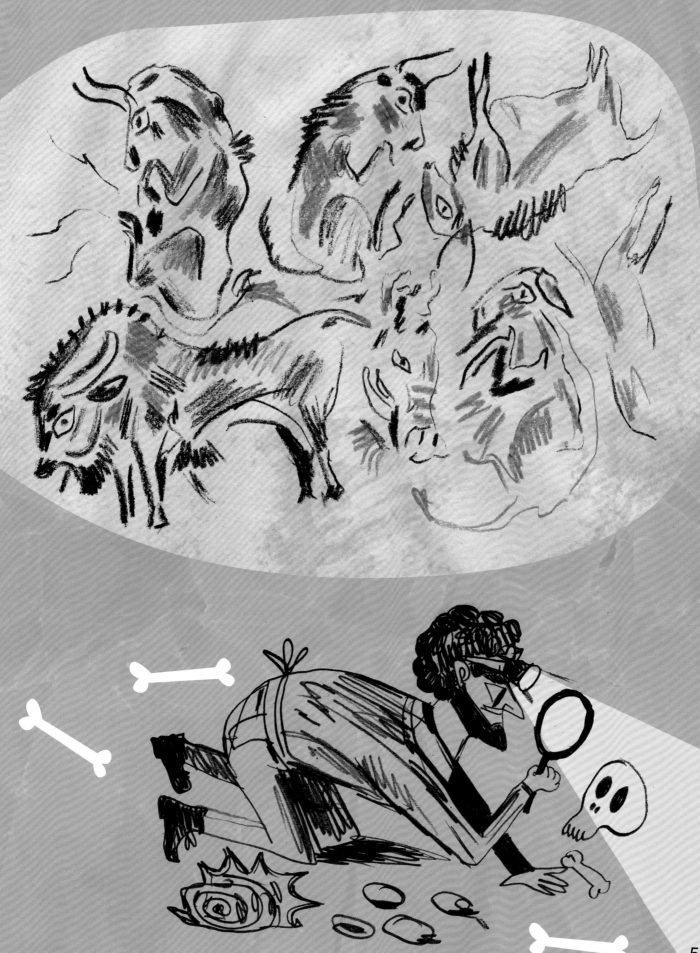

2011年1月2日，加拿大天文爱好者保罗·格雷和他10岁的女儿凯蒂在反复查看星空的照片。这些照片是用高倍望远镜拍摄的，是保罗的天文学家朋友寄给他的。凯蒂发现了两张星空相同，但拍摄时间相隔一个月的照片。她注意到，在同一星域，其中一张照片上拍摄到的是一团缥缈的云雾，而另一张照片上却有一颗星星。她的父亲将照片送到天文研究所进行研究。结果，科学家们证实，凯蒂发现了一颗超新星(对爆炸的恒星的称呼)。

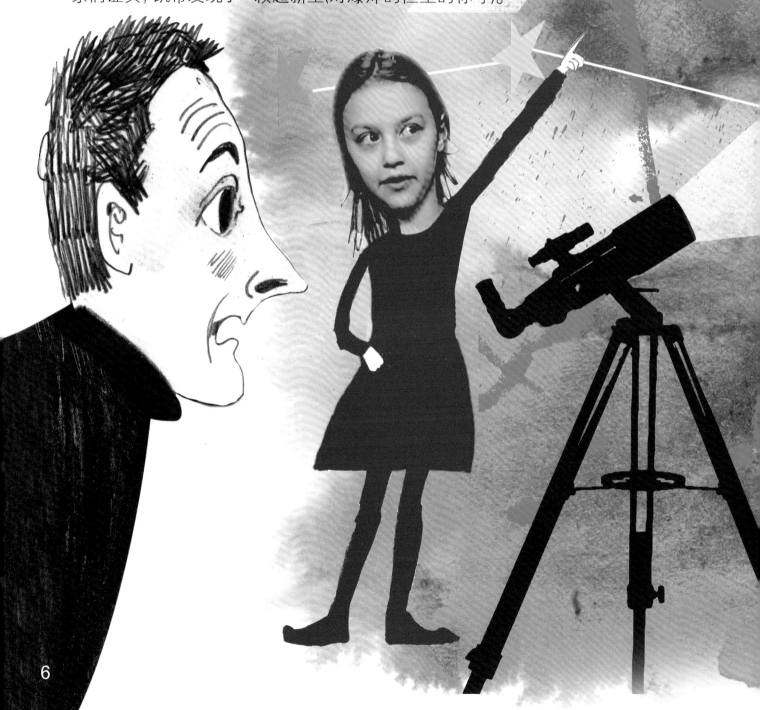

超新星 2010lt

UGC 3378星系

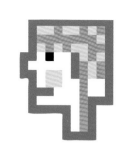

学生时期的伊万·皮加廖夫，在一次讲座中，听教授讲到大脑细胞在人睡眠时也工作，但它们具体做什么还不清楚。伊万茅塞顿开，他想，如果脑细胞能在人清醒时处理来自眼睛、耳朵和鼻子的外部信号，也许在人睡眠时也同样能处理来自胃、肠、肝脏的内部信号。他与睡眠专家分享了这一想法，可医生和学者们都感到震惊，并认为这完全是无稽之谈。他们还劝伊万尽早放弃这一切，转去进行"视觉研究"这样更好的课题。伊万听从了这个建议。大学毕业后，他从事科学工作，并取得了博士学位，成为了伊万·尼古拉耶维奇·皮加廖夫教授。但他始终没有忘记自己当初的想法，因此专门组建了实验室来研究验证，最终，他的想法得到了证实！

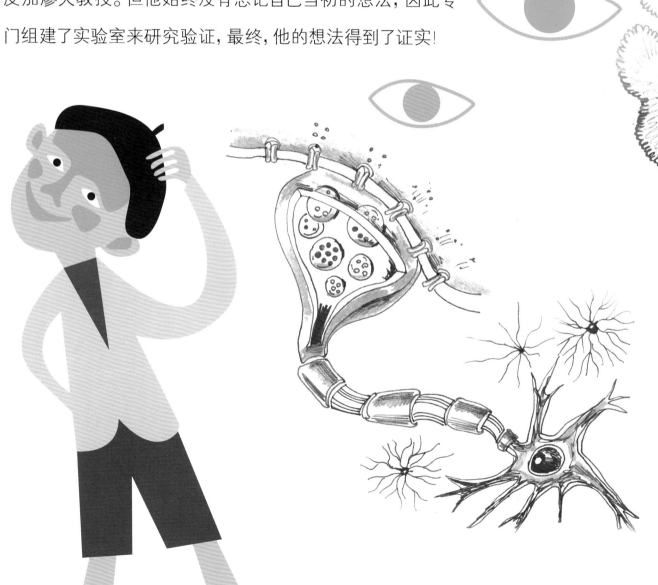

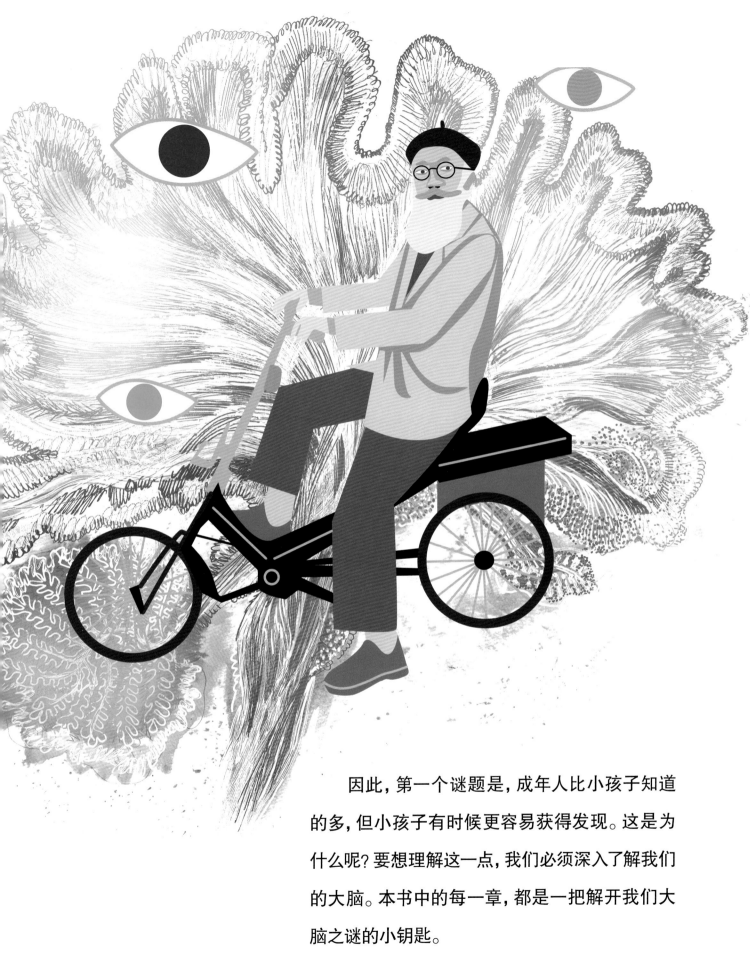

　　因此，第一个谜题是，成年人比小孩子知道的多，但小孩子有时候更容易获得发现。这是为什么呢？要想理解这一点，我们必须深入了解我们的大脑。本书中的每一章，都是一把解开我们大脑之谜的小钥匙。

大脑的组成部分

所有生命体都是由细胞组成的。我们的大脑主要是由特殊细胞——神经元构成的。

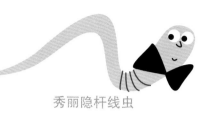

秀丽隐杆线虫

生物体越是复杂,其体内的神经元数量就越多。例如,秀丽隐杆线虫体内只有302个神经元,椎实螺有1.1万个神经元,大鼠有2亿个神经元,而成年人体内的神经元多达860亿个!当一个人出生时,他体内可能有2千亿到2万亿个神经元。随着年龄的增长,神经元的数量会逐渐减少。

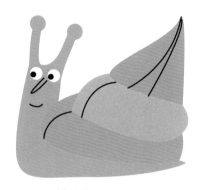

椎实螺

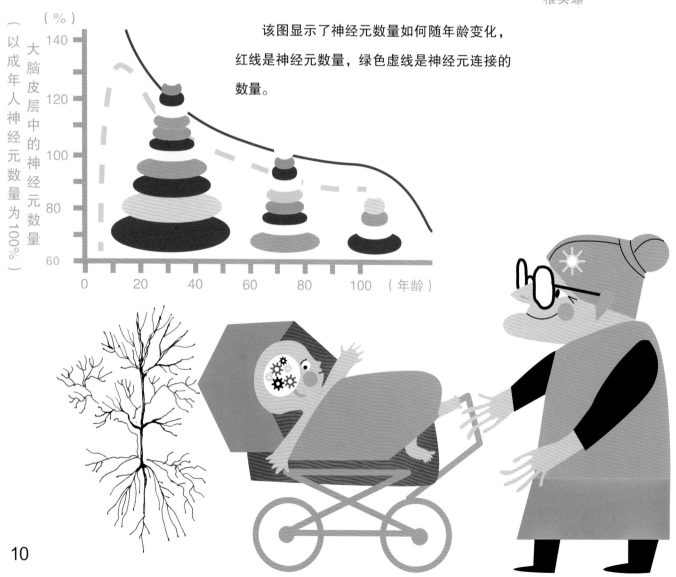

该图显示了神经元数量如何随年龄变化,红线是神经元数量,绿色虚线是神经元连接的数量。

10

画家：就是说年纪越大，神经元就越少？怎么地，随着年龄增长，我们不是越来越聪明，而是越来越笨？我们那些可怜的神经元去哪儿了？

作者：那些来不及与其他细胞形成许多联系的神经元会死亡，被毫不客气地拆成"备件"。如果你是一个神经元，就和所有人做朋友。如果不能办到，你就会被吃掉！但有了头脑，一切都变得复杂了。神经元的数量并不是智力的指标。年轻的神经元还不懂如何团队合作，但随着年龄的增长，它们在这方面的表现也越来越好。

画家：我明白了！这就像音乐合奏，有多少人一起演奏并不重要，一百人或只有三四个人都行。最重要的是，他们能够相互认同。如果他们知道如何相互合作，音乐就会很美妙，反之就会是一片混乱。

喵学者：我不明白音乐是怎么回事，但我能肯定，四条腿的猎豹比蜈蚣跑得快，我们猫科动物都有很好的协调性！

画家：喵学者，你说到哪里去了！要知道猎豹比蜈蚣大，这才是它跑得更快的原因！

脑袋里的小树枝

树突——神经元的短突起，信号沿树突传到细胞体上。

神经元的细胞核——储存整个生物体遗传信息的地方。

轴突——神经元的长突起，信号通过它从细胞体传到另一个神经元。

施万细胞（蓝色）——绝缘体，有助于神经冲动的传递。

神经元是美丽且非常多样化的细胞。小的神经元只有4微米长，而大的神经元长度则超过1米（包括突起长度）。

无论神经元如何不同，每个神经元都有一个带有细胞核和勤劳的细胞器的身体，有许多短的突起和一个长的突起。短的突起被称为树突，它们的样子非常类似于灌木。长的突起是轴突。信号通过神经元传递时，会严格按照从树突到轴突的方向传递。

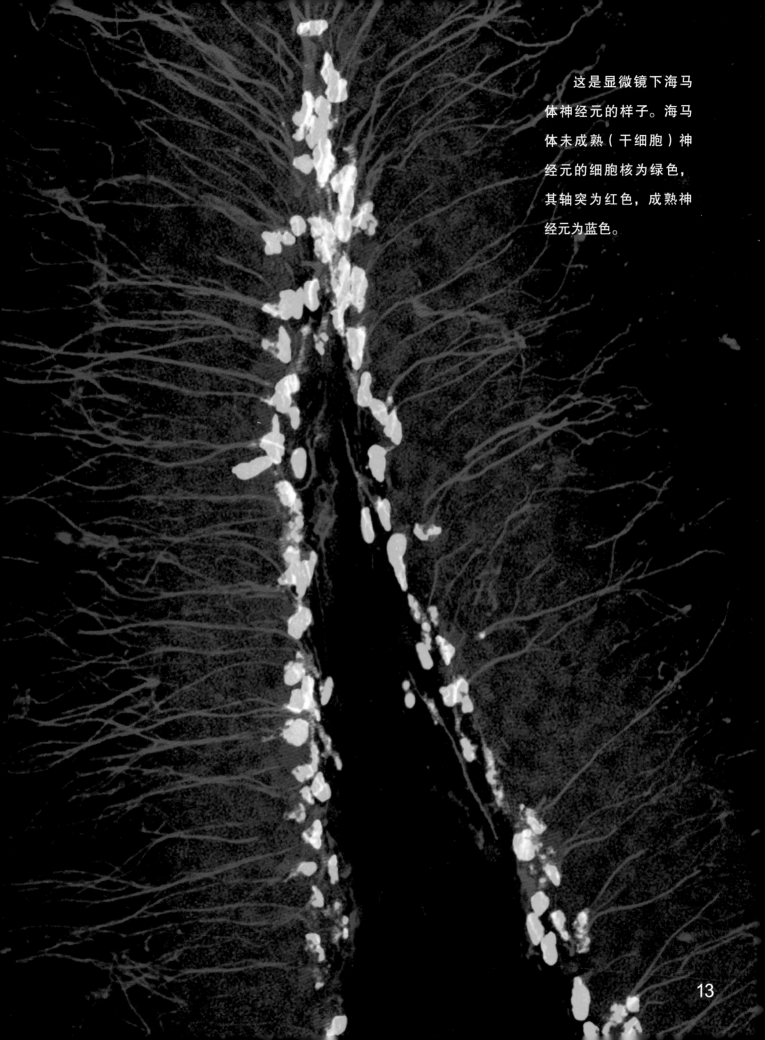

这是显微镜下海马体神经元的样子。海马体未成熟（干细胞）神经元的细胞核为绿色，其轴突为红色，成熟神经元为蓝色。

细胞的电活动

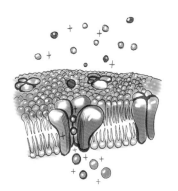

　　神经细胞接收和传输的信号具有电的特性。细胞中的电从何而来？从它周围的物质中来！细胞（无论是神经细胞，还是其他细胞）都有特殊的设备——离子泵。这些离子泵将带电粒子，即离子，泵入细胞内，细胞内的电荷就得以积累。细胞内部的离子数量变得很多，而外部的离子数量较少。这些"贪婪的"离子泵不让离子跑到细胞外面去，将它们留在细胞内。但是，一旦神经元接收到信号，它就会打开特殊的离子通道，离子就会从细胞内跑到细胞外的空间中去——也就是跑到离子较少的方。电流就是这样产生的，也就是带电粒子流。

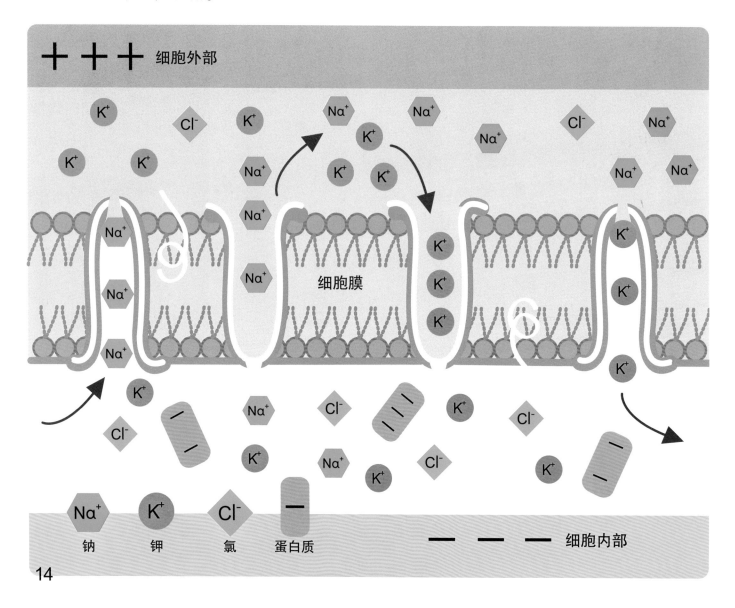

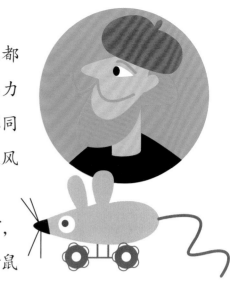

画家：这真是太有趣了！如果世界上所有的细胞都有这样的泵，那么连植物和菌类的细胞也可以储存电力了！我能想象到，空地上带电的蒲公英，还有能发出不同光彩的桦树。桦树心情好的时候，它就是绿色的，如果风吹动它，它便会泛起紫色的光！

喵学者：要是老鼠能在黑暗中发光就更好了，当我去捕猎时，一眼就能看到从洞穴中露出的老鼠尾巴在闪闪发光！

画家：但事实并非如此，老鼠和桦树都不会发光，就算我们摘下蒲公英，也不会触电。

作者：细胞的电荷量很小，电压只有电池的二十分之一。这不足以让我们触电，但对于传输信号来说却足够了。

与普通细胞相比，神经元能够更快速地传递这种电信号。因为它们的突起被特殊的膜覆盖着，而且神经元通过特殊的接触相互连接。

喵学者：我想起来了，我曾经在水族馆里看到过发光的鱼。但他们不让我抓鱼，还把我赶了出来……

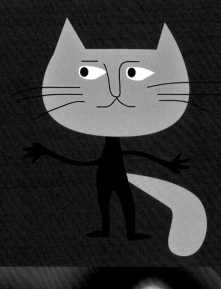

许多植物和动物都能够发光，其种类不少于800种！它们中的大多数动物是海洋里的深水居民：鮟鱇鱼、吸血乌贼、栉水母、水母等。

作者　许多人都看到过海洋中鱼和水母发光的样子。也许你应该成为一只"海猫"，在夜里抓鱼！

喵学者　我在这里教书也不错。学生们会给我带一些美食，我就没有必要去抓鱼了……

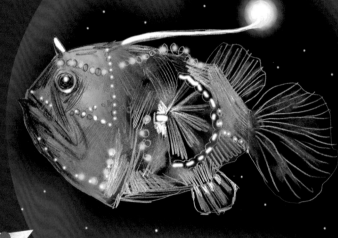

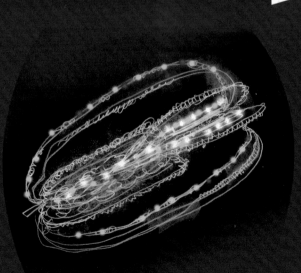

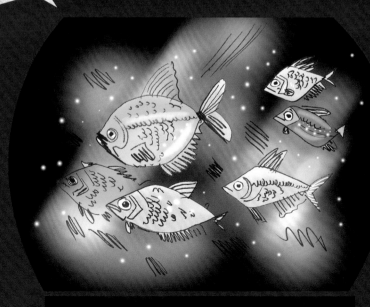

16

作者：实际上，不仅海鱼会发光。十多年前，就有科学家因为发现了一种发光的蛋白质而获得了诺贝尔奖。这种蛋白质的基因现在被用作标签：它们可以使单个细胞和整个生物体发光！这种标签被用来研究大脑活动，还被用来培育发光的动物，如猪、猴子和鱼。这些动物的后代还继承了发光的基因。

光遗传学是一种新的方法，它通过光来开启和关闭单个神经元。

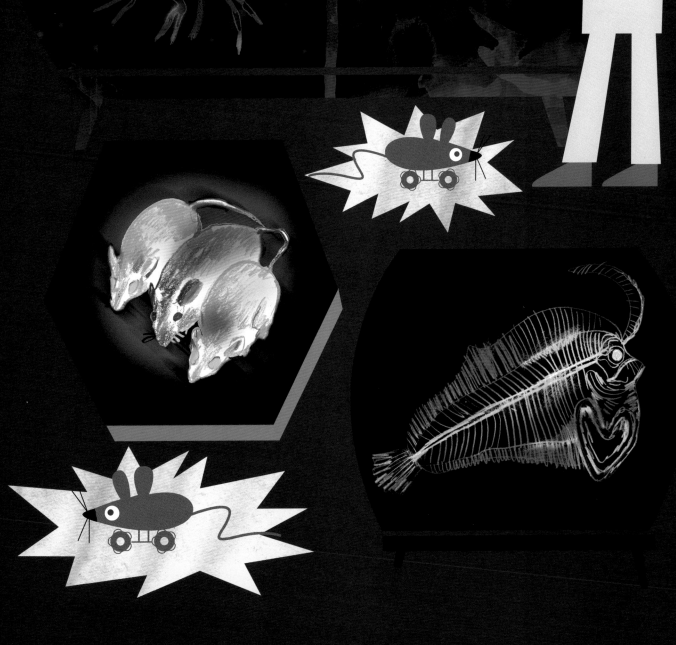

突触间的"握手"

神经细胞是非常善于"交朋友"的,它们中的每一个都与其他神经细胞有5000~100000个接触点。

这些接触点被称为突触。"突触"这个词来自希腊语的"拥抱"或"握手"。神经元就像人们见面时一样,它们的"手臂"(即神经突起)相互"握手",并传递电信号。突触有电突触和化学突触两种形式。

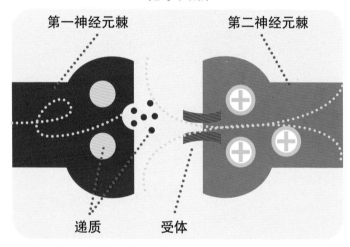

电突触

第一神经元棘　　第二神经元棘

通道开放

化学突触

第一神经元棘　　第二神经元棘

递质　　受体

如何将电信号传递给另一个细胞? 第一种方式是与它分享自身的电荷。一些神经元通过离子通道相互连接,一个神经元的离子通过这些通道直接进入另一个神经元。特殊的蛋白质开启和关闭这些通道,就像开关舱门一样。神经元之间这种类型的接触点被称为电突触。

化学突触是一种更复杂的信号传输方式。此时,神经元不直接分享电荷,而是在"分子信使"——神经递质(来自拉丁文,意思是媒介物)的帮助下进行交流。

每个神经元都包含带有递质的气泡。一旦电信号到达与另一个神经元的接触点（即突触），第一个神经元就会将气泡内的神经递质释放到两个神经元之间的突触间隙中。递质与第二个神经元上的传感器——受体分子通信。接收到信息后，第二个神经元开始将离子泵入自身。

画家：为什么需要这个分子信使？我记得普希金的《沙皇萨尔坦的故事》里，信使只会做坏事！

作者：的确，电突触传输信号的速度要快得多，但它们只在最简单的情况下表现出色：例如，当海洋软体动物喷出墨汁的时候。而在我们哺乳动物体内，电突触所占的比例很小，只有百分之一。化学突触能进行更复杂的反应。它们不仅能够传输信号，还能够改变信号：延迟信号、增强信号、减弱信号。没有这个前提，学习就不可能实现。

喵学者：是我把萨尔坦和坏信使的故事告诉了普希金，他才能写出这个故事！

作者：喵学者，要懂得分寸！有时沉默比喋喋不休更重要。顺便说一句，为了保护化学突触，我们每个人都有特殊的抑制性神经元，它们会向其他神经元发送"沉默"的指令。大脑中每一个活性神经元，都有几个相应的抑制性神经元，它们对人体非常重要。如果抑制性神经元的数量不够，就会发生像癫痫这样的疾病。发病时，兴奋感从一个神经元传递到另一个神经元，占据了整个大脑，使人全身抽搐……

画家：是啊，相比那么容易兴奋或激动，人最好能处于自控状态。

棘与镜像

突触是由神经元突出部（被称为"棘"）形成的。棘是神经元之间的连接，它们长在树突周围，就像沙棘果长在树枝上一样。棘一直在出现与消失。每一秒钟，小孩子的体内就会长出五六百个新的突触，而成年人则只有大约一百个。也许这就是为什么孩子有时会更容易捕捉到现象之间的意外联系。

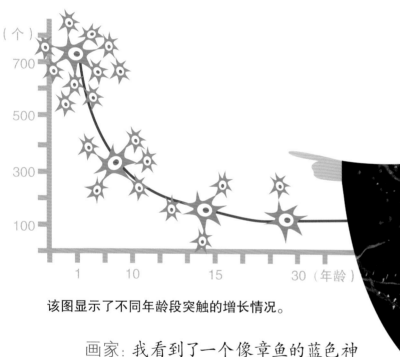

该图显示了不同年龄段突触的增长情况。

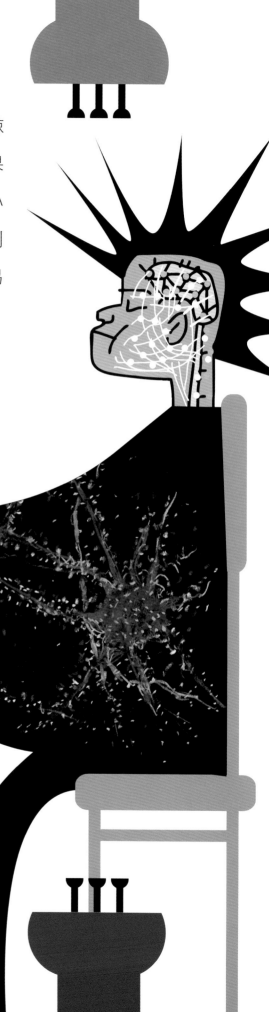

画家：我看到了一个像章鱼的蓝色神经元，它有很多棘。与这些棘接触的其他成千上万的神经元在哪里？

作者：它们就在那里，只是没有被刻意染上颜色。现在，只有一个神经元在特殊试剂的帮助下展现出了它的"美丽容颜"，这样它就不会被其他细胞掩盖了。

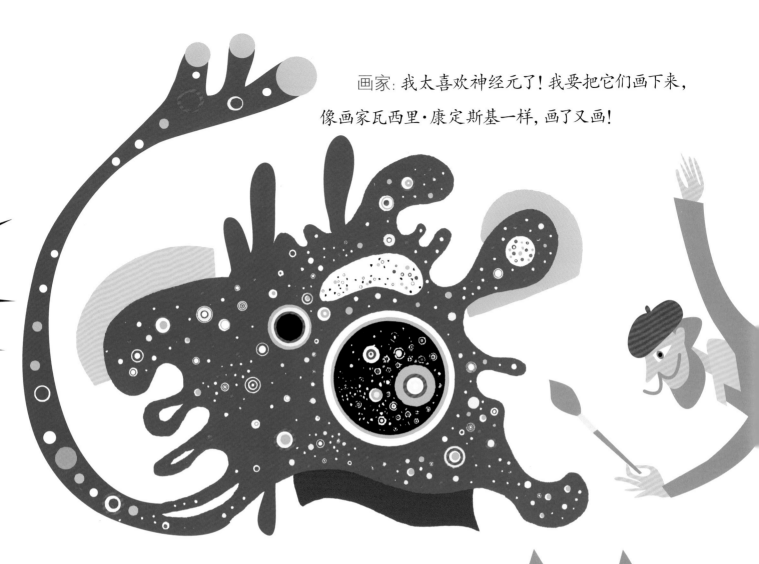

画家：我太喜欢神经元了！我要把它们画下来，像画家瓦西里·康定斯基一样，画了又画！

喵学者：这是镜像神经元的作用！我知道，你的大脑中有一群特殊的神经元。你给它们看一幅康定斯基的画，它们会认为这是自己在镜子中的影像，因此会很高兴！还有这样的实验，被多次做过：在猕猴吃葡萄干时给它照镜子，猕猴在镜像中看到自己吃葡萄干，大脑中的神经元就会激活开心的情绪！

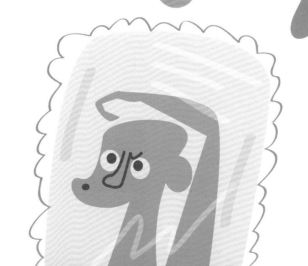

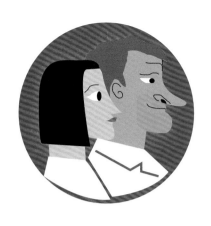

作者：亲爱的喵学者，请不要在这里给我们讲"童话故事"。否则，读者们真的会认为神经元在欣赏镜子中的自己。事实上，意大利神经生物学家贾科莫·里佐拉蒂的发现与镜子没有任何关系。1992年，他研究了猕猴的大脑活动，在给猕猴吃葡萄干的同时记录下它的神经元信号。

一天夜里，里佐拉蒂饿了，便从盘子里拿出几粒葡萄干。一看到科学家享用葡萄干，猕猴大脑中的某一个神经元就被激活了！里佐拉蒂意识到，他发现了一种特殊的神经元，这种神经元在面对其他个体做出的动作时，会产生和猕猴自己做出类似动作时一样的反应。他把这些神经元称为镜像神经元，因为它们在大脑中反映了其他个体的行为。镜像神经元后来在其他猴子和一些鸟类，当然还有人类的大脑中被发现。

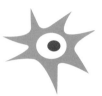

贾科莫·里佐拉蒂

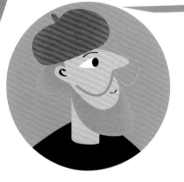

画家：为什么我们需要这些奇怪的细胞？

作者：事实证明，对我们的大脑来说，通过在脑海中重复对方的动作来理解对方在做什么，要容易得多。镜像神经元所做的就是这件事。它们使我们能够感受到发生在其他人身上的事情。

画家：也就是说，由于镜像神经元的存在，我们可以与书籍和电影中的主人公产生共鸣？

德里克·莱昂斯

作者：正是如此！动物也能够模仿，但它们主要是通过反复尝试和犯错的方式来学习。这一过程既耗时，而且有时候还会带来致命的危险。而人类的孩子非常喜欢模仿，且多亏了他们的镜像神经元，孩子们能够快速地学习。美国心理学家德里克·莱昂斯在一项实验中，向小孩子和黑猩猩展示了如何打开一盒糖果。在这个过程中，研究人员既做了必要的动作，也做了不必要的动作。黑猩猩逐渐停止了做不必要的动作，而孩子们则乐此不疲地重复着必要和不必要的动作。

喵学者：那么，如果孩子们不是跟着科学家重复，而是跟着那个教他们拉猫尾巴的捣蛋鬼重复呢？

作者：科学家认为，伤害别人的人，也会给自己带来伤害——这要归功于镜像神经元。这些神经元是我们内心善良的指南针，但有时候它们可能受到损害。这非常可怕：这样的人可能会伤害自己和他人。

好帮手

神经元是非常敏感的细胞，存在很多问题。如果得不到帮助，它们就会死亡。这时，神经胶质细胞就来帮助神经元了。

树突

星形胶质细胞——保姆细胞，为神经元提供营养，并保护它们免受有害物质的侵害。

少突胶质细胞为中枢神经系统的髓鞘形成细胞，隔离中枢神经元（位于脊髓和大脑中的神经元）的轴突。

室管膜细胞排列在脑室壁和脊髓中央管内，形成保护屏障。

小胶质细胞——警察细胞，消灭细菌和受损的神经元。

神经元轴突

施万细胞隔离外周轴突，加速神经冲动的传导。

神经胶质细胞的数量是神经元的 10~50 倍，平均每个神经元应得到 10~50 个神经胶质细胞的保护和照顾。神经胶质细胞小心翼翼地包围着神经元，将长的突起"黏合"成神经，并防止它们断裂。"神经胶质"在古希腊语中是"胶水"的意思，但是，神经胶质细胞除了黏合神经元之外，还为神经元做了很多其他有用的事情。它在轴突上缠了好几层，通过这种方式，神经胶质细胞能使电信号在神经元中的传导速度加快数百倍。此外，神经元只能通过神经胶质细胞获得所有的营养，而不能像其他细胞一样从血液中获得营养。

当胎儿在母亲的肚子里开始发育时，胚胎的神经胶质细胞就会伸展开来，为小神经元开辟道路，让它们移动到需要去的地方。在那里，小神经元将长满突起。

胎儿大脑的发育

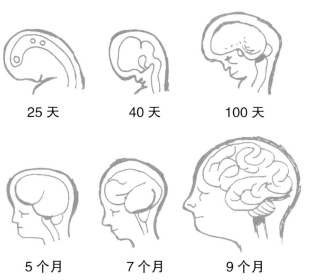

25 天　　40 天　　100 天

5 个月　　7 个月　　9 个月

神经胶质细胞的另一项重要工作是在神经元相互作用后进行清理。由于化学突触的作用，神经元周围会残留大量碎片——多余的离子和递质。神经胶质细胞会阻止它们胡乱混合和毒化细胞。

神经胶质细胞

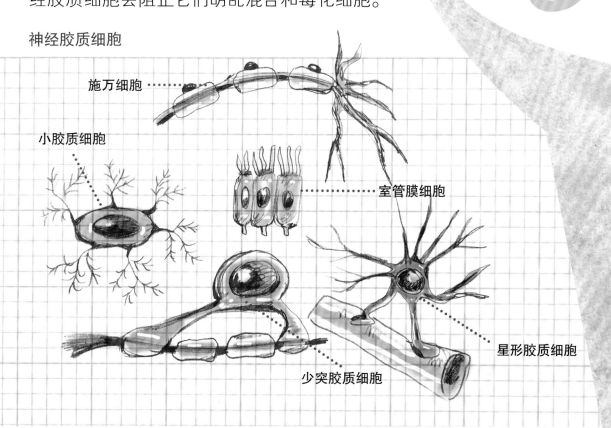

施万细胞

小胶质细胞

室管膜细胞

星形胶质细胞

少突胶质细胞

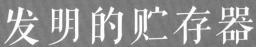

发明的贮存器

为什么我们的大脑是这样构造的呢？有没有可能以另一种方式来构造它，让它能够运行得更快、更好呢？这并非不可能……

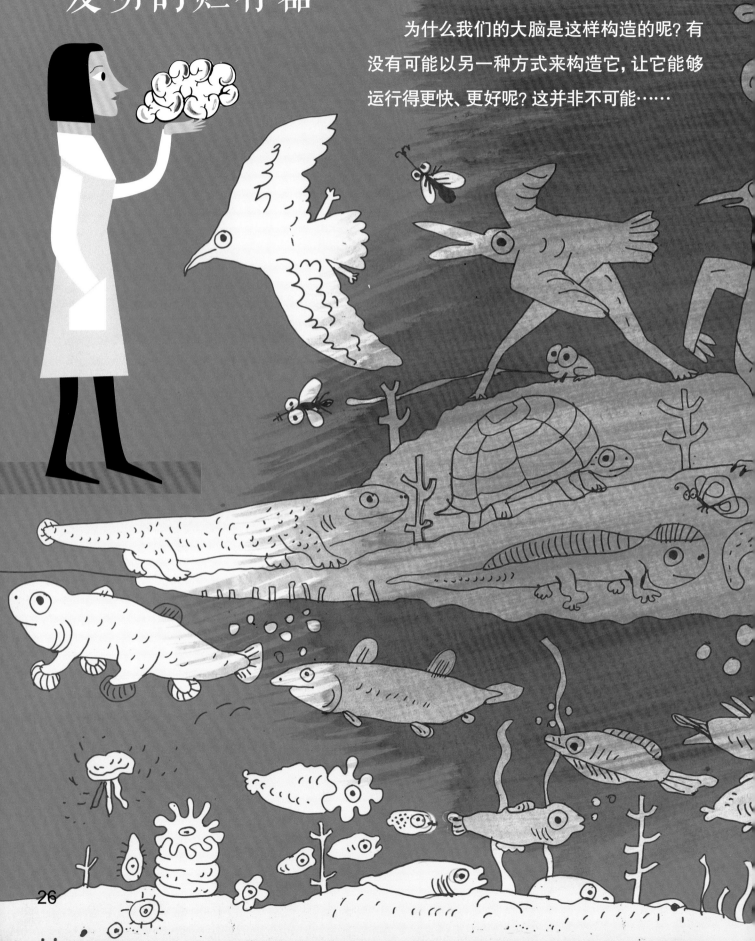

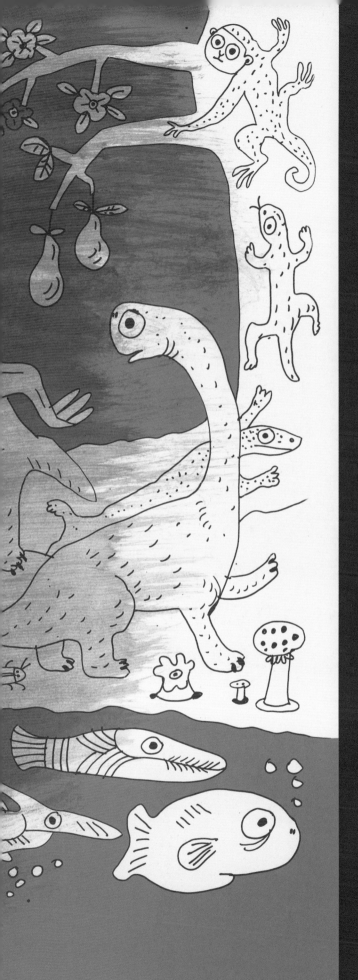

大自然这个发明家有一个特点：一旦想出了有用的发明，就不会对此失去兴趣，而是会持续改进它。这就是为什么我们的大脑是一个发明的贮存器，其中有些发明是大自然在数十亿年前创造的，有些是数百万年前的，有些则仅仅是在几千年前才出现的。

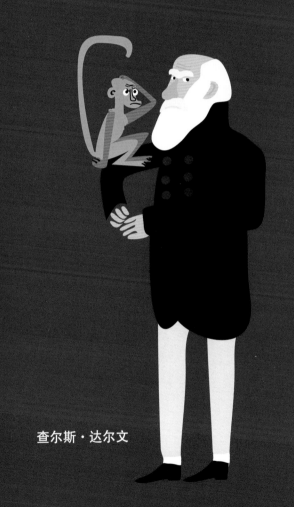

查尔斯·达尔文

40 亿年前，地球上出现了第一批细胞，它们能以自己的方式与环境沟通，逃离寒冷和黑暗，漂流到有食物的地方。这是因为它们形成了特殊的感受器。

来自祖先的问候

大脑这个贮存器里有相当多的发明，我们来看看其中的五个吧！

灵敏度

地球上的生命不断演化发展，新的动物物种不断出现，感受器变得更加复杂，甚至还出现了一整套的"器官装置"：眼睛、耳朵、鼻子、手、脚、尾巴等。然而，无论我们的感觉器官有多么复杂，它们的工作都基于一个古老的特性——灵敏度。

画家：我认为，眼睛最重要，请告诉我更多关于眼睛的信息！

作者：首先，我们不讨论你的眼睛，而是讨论感光眼点。感光眼点是单细胞生物体的特殊感受器，由色素分子组成。这些感受器分子被光激发，并立即向鞭毛发送一个信号分子。鞭毛（细胞的运动器官）被激活，结果是单细胞生物体向着（或远离）光线游动。人眼是一种更加精细的装置，它不仅可以区分明暗，还能感知约 1000 万种颜色的色调。在我们眼睛的底部有一层感光细胞，即视网膜。视网膜上的细胞，即杆状细胞和锥状细胞，在光的刺激下会变为兴奋状态，并在信号分子的帮助下，将信号进一步传输到大脑的视觉皮层。这一点我们稍后再讲。

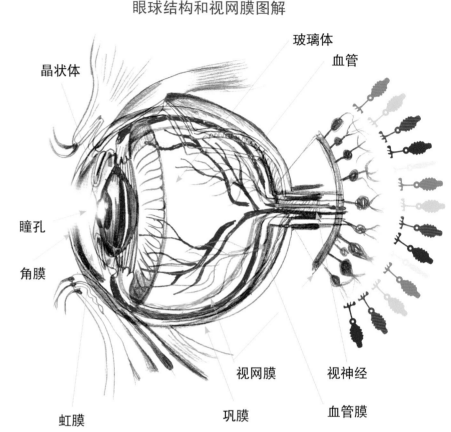

眼球结构和视网膜图解

晶状体
瞳孔
角膜
虹膜
玻璃体
血管
视网膜
视神经
巩膜
血管膜

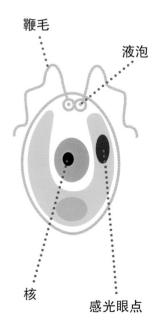

鞭毛
液泡
核
感光眼点

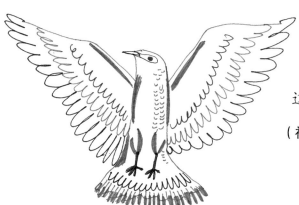

喵学者: 实验室的人告诉我, 我看不到某种红色。
这种红色是什么样的?

（视网膜的）锥状细胞　　　　　　　　（视网膜的）杆状细胞

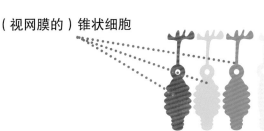

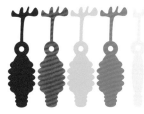

作者: 这是由于你的锥状细胞的缘故。这些视网膜细胞的突起会对特定光谱的光作出反应。我们人类有能辨别红色、绿色和蓝色三种颜色的锥状细胞。它们都是被各自对应的光激活的。因此, 人是三色视者。兔子、狗和猫是二色视者。喵学者, 你没有红色锥状细胞, 但不要生气, 鲸鱼更加不幸, 它们是单色视觉者, 视网膜上只有蓝色锥状细胞。而鸟儿们从大自然母亲那里得到四个锥状细胞, 它们是四色视者!

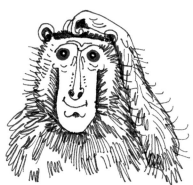

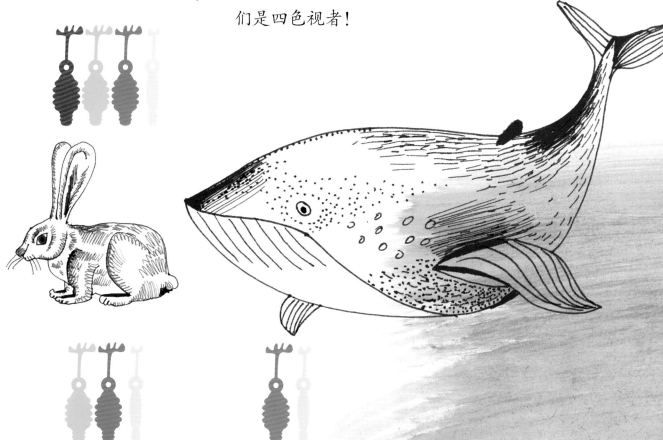

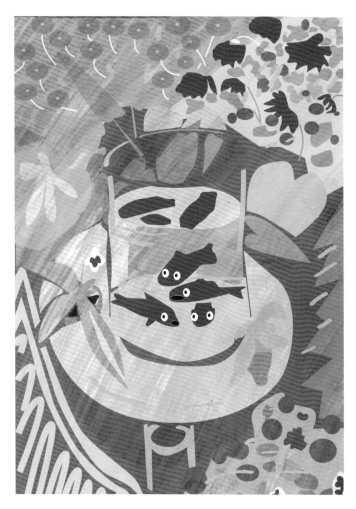

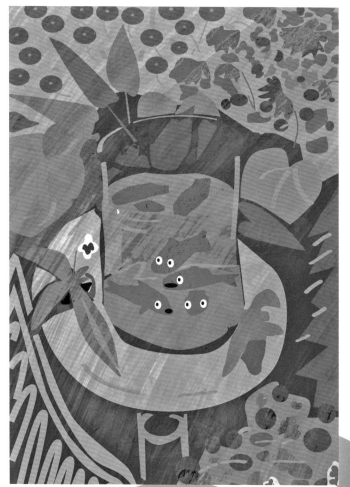

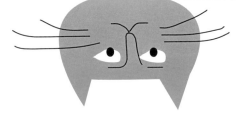

画家：顺带一提，喵学者，有时候人类中也会有二色视者。我的一位画家朋友和我一起临摹了马蒂斯的《红鱼》，但当我看到他的画时，我意识到他看不到红色。你们瞧瞧，他画了什么啊，一条红色的鱼都没有……

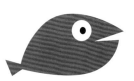

喵学者：我也看不出这两幅画有什么不同！

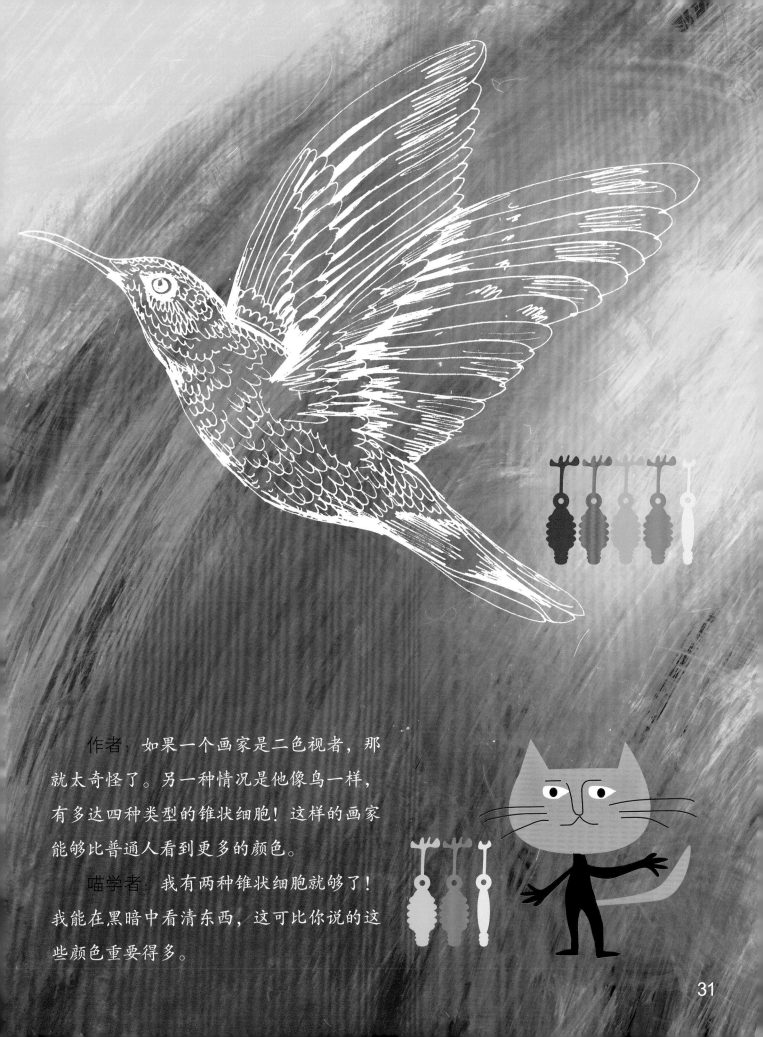

作者：如果一个画家是二色视者，那就太奇怪了。另一种情况是他像鸟一样，有多达四种类型的锥状细胞！这样的画家能够比普通人看到更多的颜色。

喵学者：我有两种锥状细胞就够了！我能在黑暗中看清东西，这可比你说的这些颜色重要得多。

电网兜

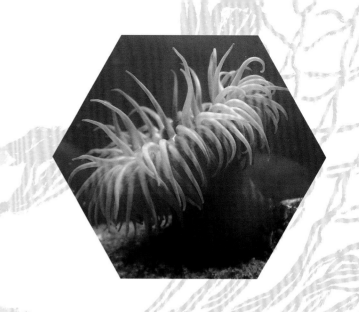

淡水水螅（又名深水海葵）有最简单的神经系统。无论我们触碰水螅的哪个部位，它整个身体都会收缩起来，这是因为这种生物的神经元相互连接成了一个网络。从外观上看，这个网络就像一个购物用的编织网兜一样。

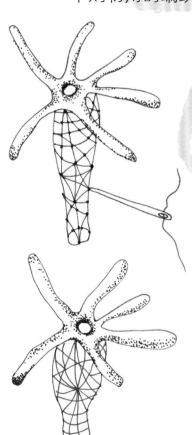

作者：这个原始的"网兜"能够迅速地将单个信号传输到身体的各个部位。你我的大脑深处都有这样一个网状系统遗留的痕迹——网状结构。

喵学者：那么，它也是你的收缩装置吗？我可以用我的爪子试试吗？

作者：恐怕不应该这样类比。人类的网状结构控制的不是身体的收缩，而是睡眠和苏醒状态，也就是说，它负责调节身体的整体兴奋程度。

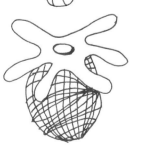

淡水水螅因针刺而蜷缩

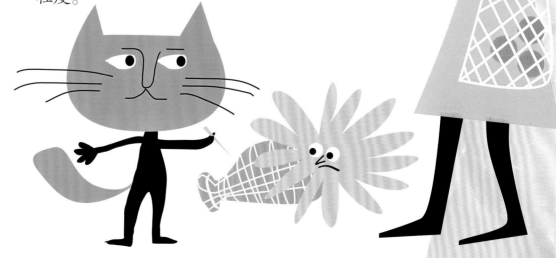

神经节

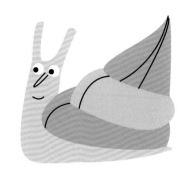

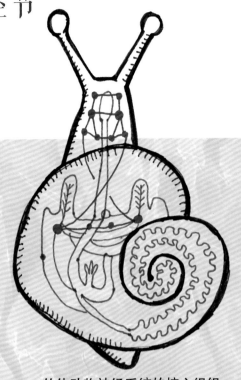

软体动物神经系统的核心组织

如果一个生物不想同时移动它的整个身体，而只想移动一只触角或一条腿怎么办？神经节就可以帮忙解决这个问题。每个神经节都为其对应的器官服务，非常方便。例如，椎实螺的神经系统就是这样的。

喵学者：没错！我多次见过蜗牛摆动触角，它甚至知道如何单独动一只触角！

画家：的确如此！蜗牛的神经系统的形状与其轮廓一致，这样看来，神经系统也有类似触角的结构！

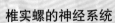

椎实螺的神经系统

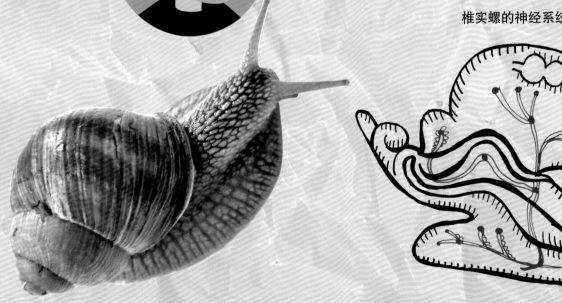

链节

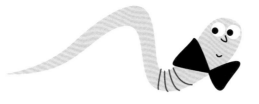

  大家都熟悉的蚯蚓，也就是钓鱼人的好伙伴，它也和人类有一些共同点。蚯蚓身体上的每一个环节，也就是它身体的每一节，都有自己的神经节。这些神经节相互连接，形成了腹神经索。要想了解这是如何运作的，通过蚯蚓的近亲——蜈蚣的例子来看会更方便。蜈蚣的每条腿都由它对应的神经来控制。这使得蜈蚣能够相当灵活地移动它的众多腿并向前行进。

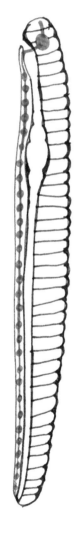

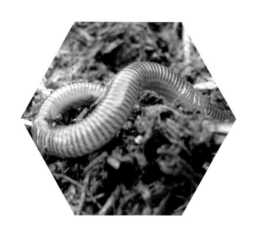

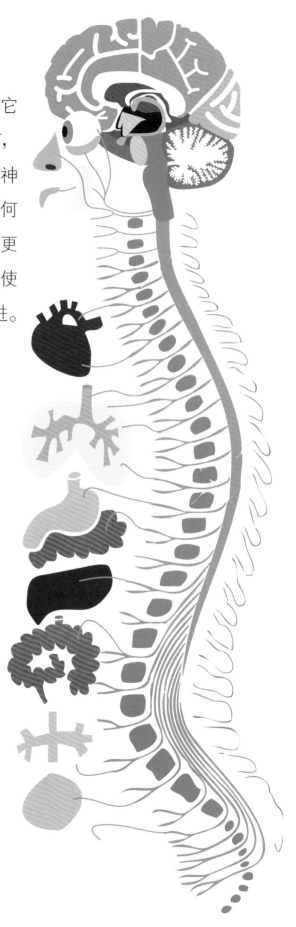

  脊髓是人类神经系统的重要组成部分，也是以同样的方式组织起来的。尽管我们没有四十只脚，只有两只手和两只脚，但脊髓的"多足"属性遗留了下来。脊髓有 31~33 个带分支神经的链节。颈胸段脊髓控制手臂，腰骶段脊髓控制腿和脚。来自我们四肢、躯干和内部器官的信号被传送到脊髓并在那里进行处理。

屏幕

电脑屏幕与我们人类的大脑之间有什么共同之处？所有小型的、便携式的电子设备的屏幕都是由许多小点组成的，这些小点构成了一个视觉领域。大自然早在人类出现之前就发明了这样的装置，这类装置是处理复杂信号所必需的，比如，处理视觉信号。所以在很久以前的某个时候，在生物体的大脑中出现了特殊部位。于昆虫而言，这个特殊部位是蘑菇体和复眼；在人类等哺乳动物身上，则是大脑皮层。图像的不同部分落入大脑视觉皮层的不同区域，形成内部图。我们周围的大千世界就是这样被安置在我们的小脑袋中的。

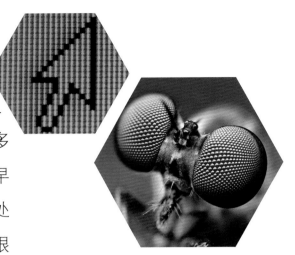

复眼——苍蝇的"屏幕"

人类的大脑皮层是大脑的最外层结构。

大脑皮层控制着大脑所有其他位于下方的部分。但大脑皮层自身也有六个层级，并且在每一个层级上都会处理特定类型的信号。

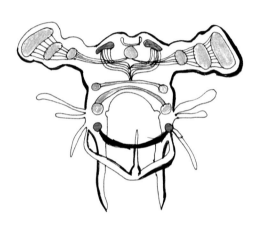

昆虫的蘑菇体

人脑的六层皮层

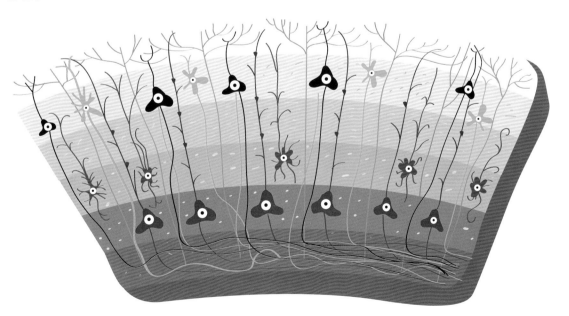

关于金鱼的真相

乍一看，人类与动物有很大不同：人类穿衣服，用筷子或叉子吃饭，上学或工作。但无论人类的外表如何改变，内部的结构与动物的还是非常相似。人类的大脑与鱼的大脑，都是由相同的五个部分组成的。而脊椎动物最重要的共同点是具备学习能力。这就是为什么人类经常以动物的方式行事，而动物有时也会做出像人类一样的举动。

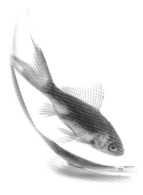

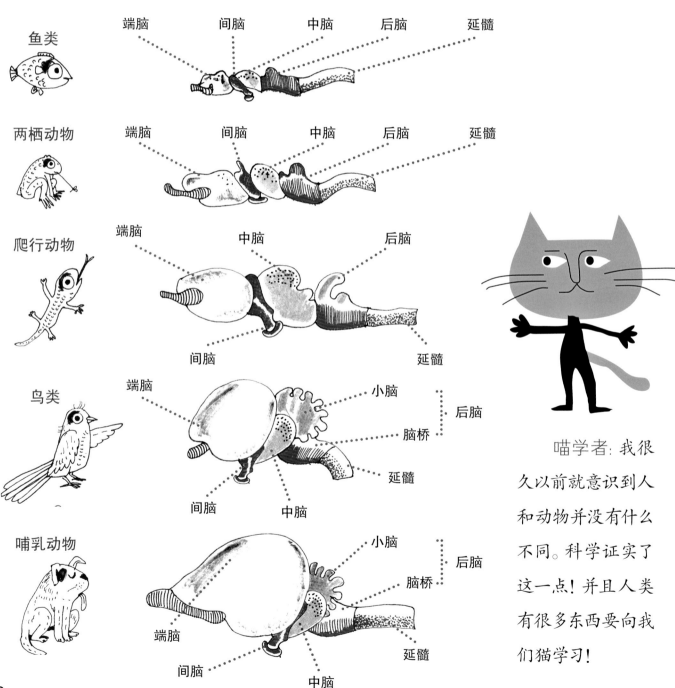

鱼类 　端脑　间脑　中脑　后脑　延髓

两栖动物 　端脑　间脑　中脑　后脑　延髓

爬行动物 　端脑　中脑　后脑　间脑　延髓

鸟类 　端脑　小脑　脑桥　后脑　延髓　间脑　中脑

哺乳动物 　小脑　脑桥　后脑　端脑　延髓　间脑　中脑

喵学者：我很久以前就意识到人和动物并没有什么不同。科学证实了这一点！并且人类有很多东西要向我们猫学习！

画家：最近，在一所戏剧学校发生了一件有趣的事情。学生们上演了莎士比亚的《第十二夜》。导演没有把公爵爱人的角色交给女演员，而是交给了一条金鱼！这应该是为了表现一个年轻人对一个美丽姑娘的单恋。金鱼奥利维娅是在阿尔巴特的一家宠物店买来的，是店里最有活力的一条鱼。这位"有鳞片的女演员"在所有的排练和演出中坚持了下来。每当男演员说到"我现在不就像一只狩猎的野兽吗？当我第一次见到奥利维娅时……"，金鱼奥利维娅就会游到他的面前，微动嘴唇。奥利维娅总能清楚地对自己的对白做出反应，适时游近。它成了导演最喜欢的"女演员"！

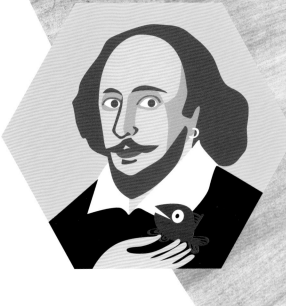

威廉·莎士比亚

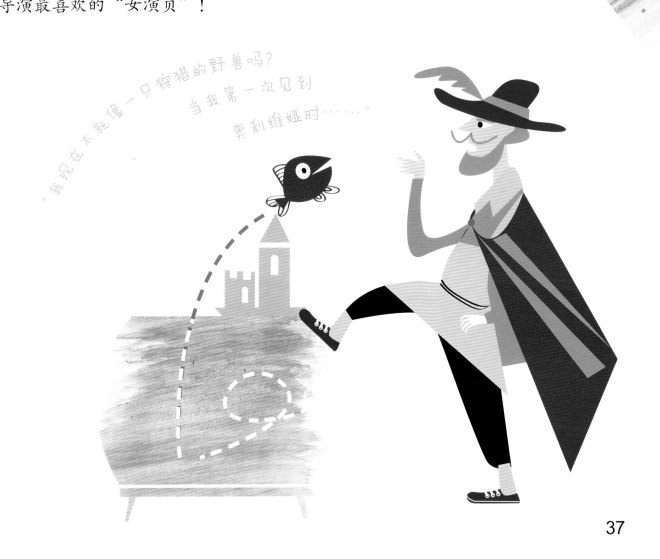

"我现在不就像一只狩猎的野兽吗？当我第一次见到奥利维娅时……"

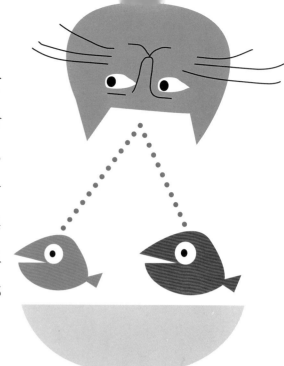

喵学者：虽然鱼没法和我们猫相比较，但它们也有一定的能力！有一次，我的好友，科学博士基拉·尼科尔斯卡娅布置了一项艰巨的任务：在迷宫中获取食物。很少有学生能够完成得了。她让鱼、大鼠、艾鼬和猴子解决同样的问题，而结果与学生们的情况大致相同！然后，她专门为鱼儿们设置了一个水迷宫。刚开始鱼儿在迷宫中只是漫无目的地乱窜，但一个月后，它们中的一部分突然开始了学习。我简直不敢相信自己的眼睛！

画家：还不错！事实证明，有些鱼比有些人更聪明！还有其他类似的实验吗？

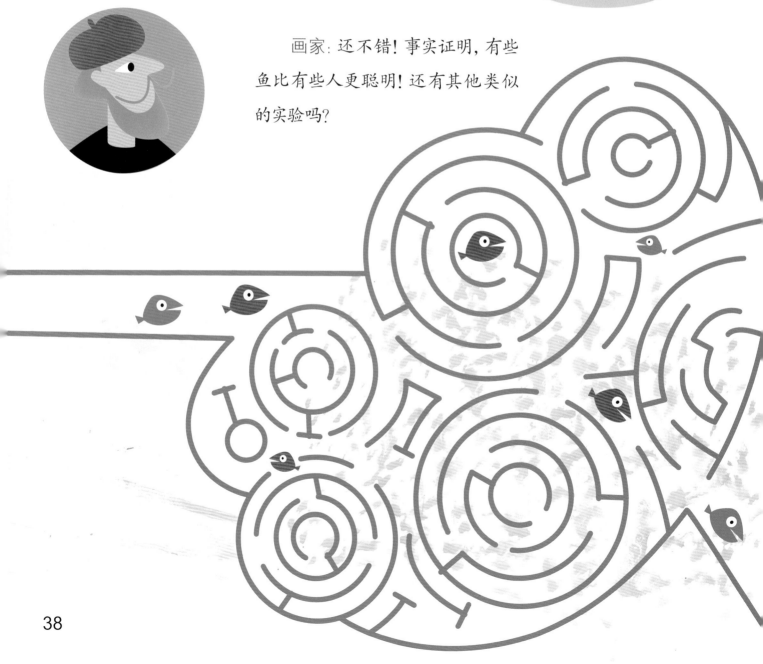

喵学者: 有! 我的另一个好朋友康斯坦丁·阿诺欣院士用大鼠做了实验。

康斯坦丁·阿诺欣

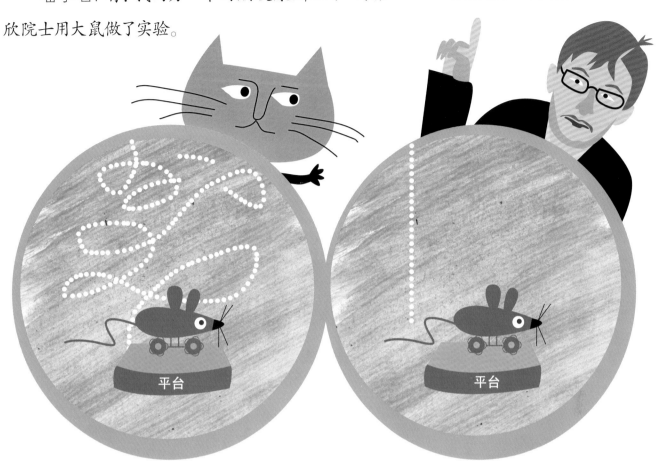

左边是一只正在学习解决难题的大鼠。右边是一只已经学会并立即向水下平台游过去的大鼠。

作者: 图中的大鼠正在寻找隐藏在水下的平台, 准备爬上去。它很快停止了在盆周围的徘徊, 直奔目标游去。阿诺欣实验室为人类重新设计了这项测试。任务是一样的, 只是不把人放在盆里, 而是放在电脑前。但是到目前为止, 实验室没有一个员工成功完成测试, 所有人都"淹死"了! 这意味着大鼠是聪明的动物, 它们能以巧计胜过研究它们的人。

喵学者: 唉, 可惜我不喜欢游泳。我应该很快就能完成的, 而且我还可以抓到一只大老鼠……

脑中之王

我们研究了神经细胞是如何组织起来的，了解了自然界中一些与地球上所有生命息息相关的古老发明。现在是时候仔细看看"脑中之王"——人类的大脑了。

我们有神奇的钥匙，可以让我们深入到大脑的不同部分，了解它们是如何工作的。

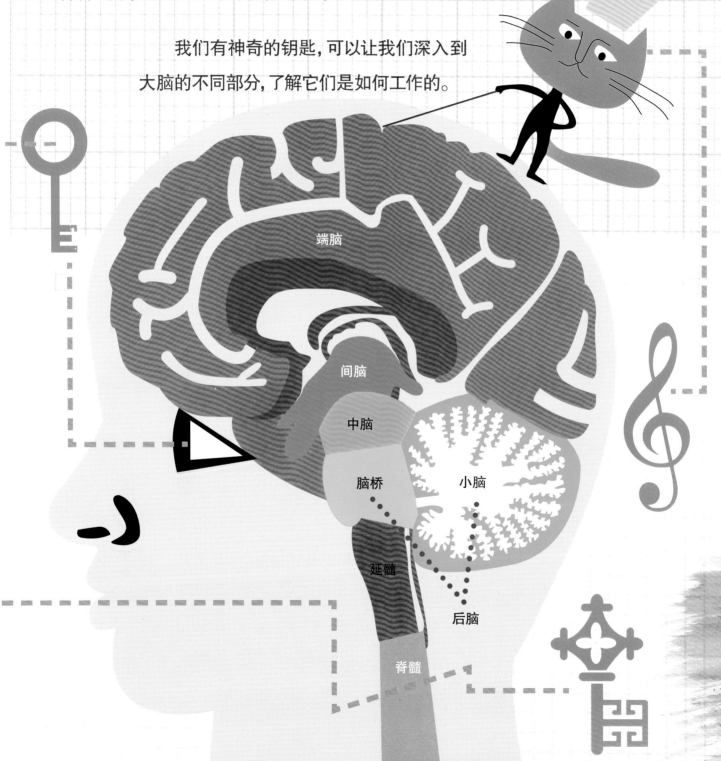

端脑

间脑

中脑

脑桥

小脑

延髓

后脑

脊髓

大脑是非常强大的"超级计算机"！它能
接收来自外部世界（光、声音）和我们身体（手
臂、腿的位置以及各种感觉）的数百万个信号，
即时分析所有信号，并发出复杂的运动指令。

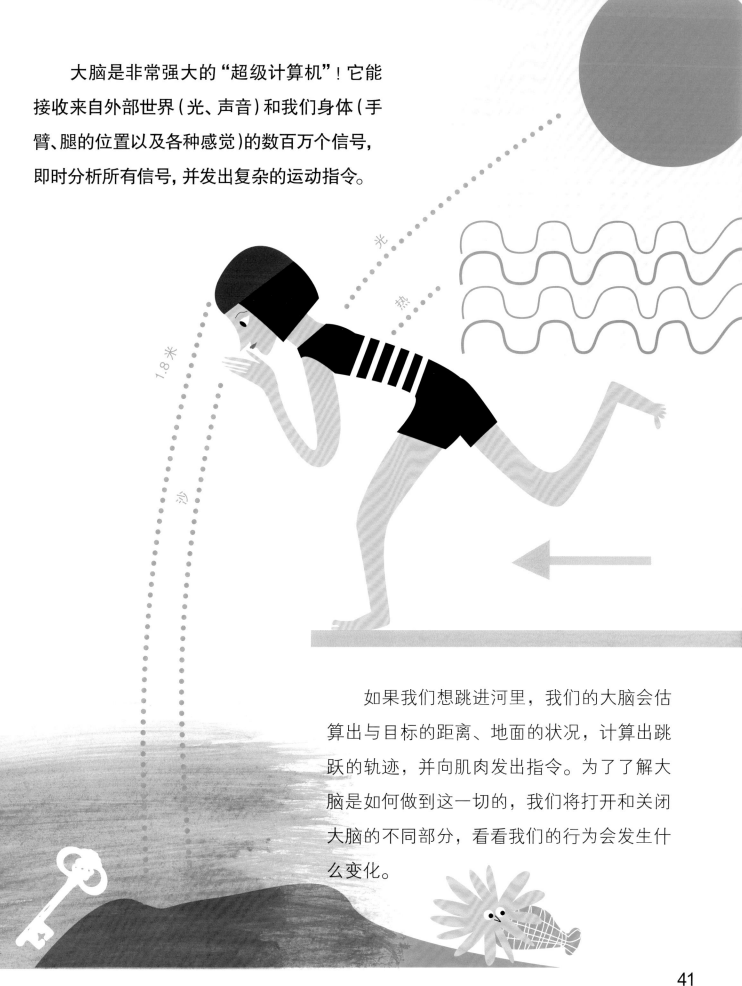

光

热

1.8 米

沙

如果我们想跳进河里，我们的大脑会估
算出与目标的距离、地面的状况，计算出跳
跃的轨迹，并向肌肉发出指令。为了了解大
脑是如何做到这一切的，我们将打开和关闭
大脑的不同部分，看看我们的行为会发生什
么变化。

喷嚏球

脊髓在脊柱中，如果沿着脊髓往上走，我们就会到达它的延伸部分——延髓。

延髓的形状像一个郁金香球茎。这是一个不大但非常重要的区域。如果把它关闭，会发生什么呢？我们会立即停止呼吸，因为吸气中枢和呼气中枢就位于这里。此外，这里还有其他负责机体防御的反射，诸如咳嗽、打喷嚏和呕吐的重要中枢。

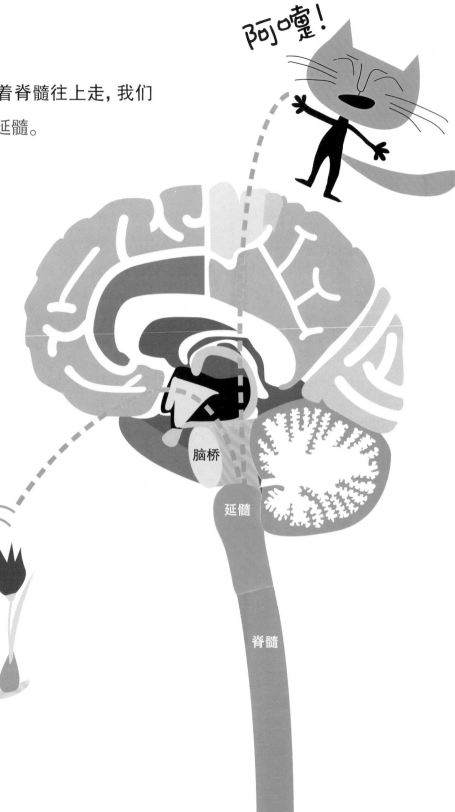

阿嚏！

脑桥

延髓

脊髓

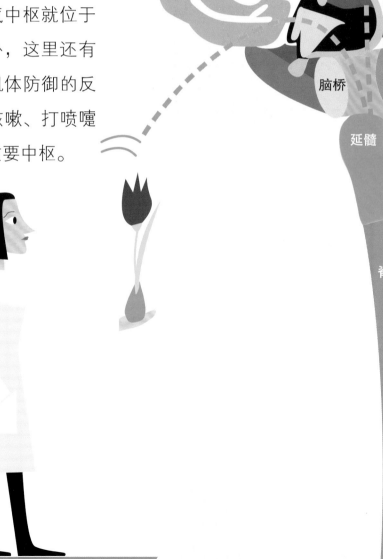

卷发美男

延髓旁边生长着一丛花繁叶茂、呈波浪起伏状的"西蓝花"，这就是小脑。

它的"茎"向四面八方伸出。卷曲的小脑皮质覆盖着这些分支。如果我们将其关闭会发生什么呢？我们将很难用双腿保持平衡站立。我们会张开双腿走路，生怕摔倒。所有的动作都会变得笨拙又滑稽。

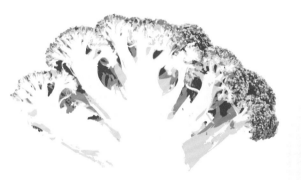

小脑是协调运动的中心，负责复杂的运动程序。

当医生要求我们闭着眼睛用食指摸鼻子时，他其实是在检查我们的小脑是否正常运转。

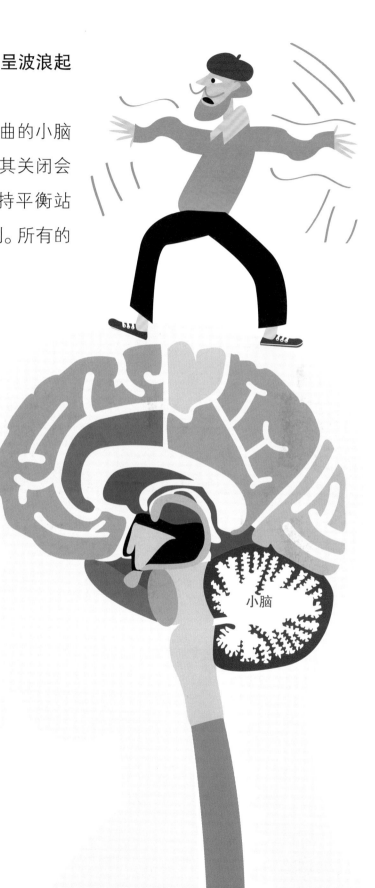

小脑

头脑中的暗物质

穿过小脑往上，就来到了中脑。大脑黑质就位于这里。物理学家把宇宙中的未知部分称为"暗物质"。而大脑的这一部分被称为"黑质"，不仅是因为它独特的颜色，还因为正是在这里发生了"黑暗行为"，产生了一种特殊的物质——多巴胺。

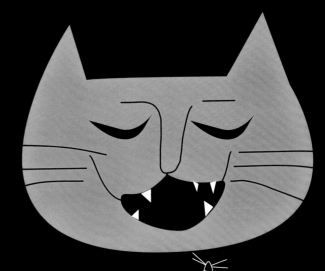

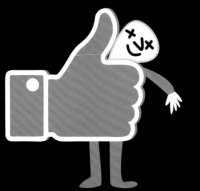

科学家认为，多巴胺掌管着我们的欲望和愉悦感。

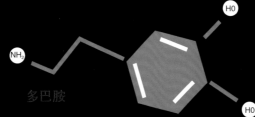

多巴胺

暂时关闭黑质，我们会发生什么？我们会变得萎靡、懒惰，说话会变得沉闷、单调，没有什么能使我们愉悦……某些药物会增加多巴胺的数量并引起非常强烈的快感。这就是这些药物和酒精、咖啡刚好在这个区域起的作用。

如果有太多的多巴胺，大脑会调控多巴胺的分泌。而此时依靠药物产生多巴胺的人已经上瘾了。

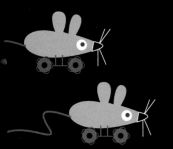

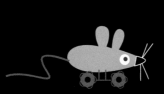

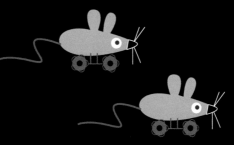

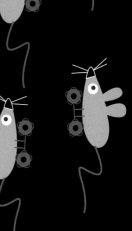

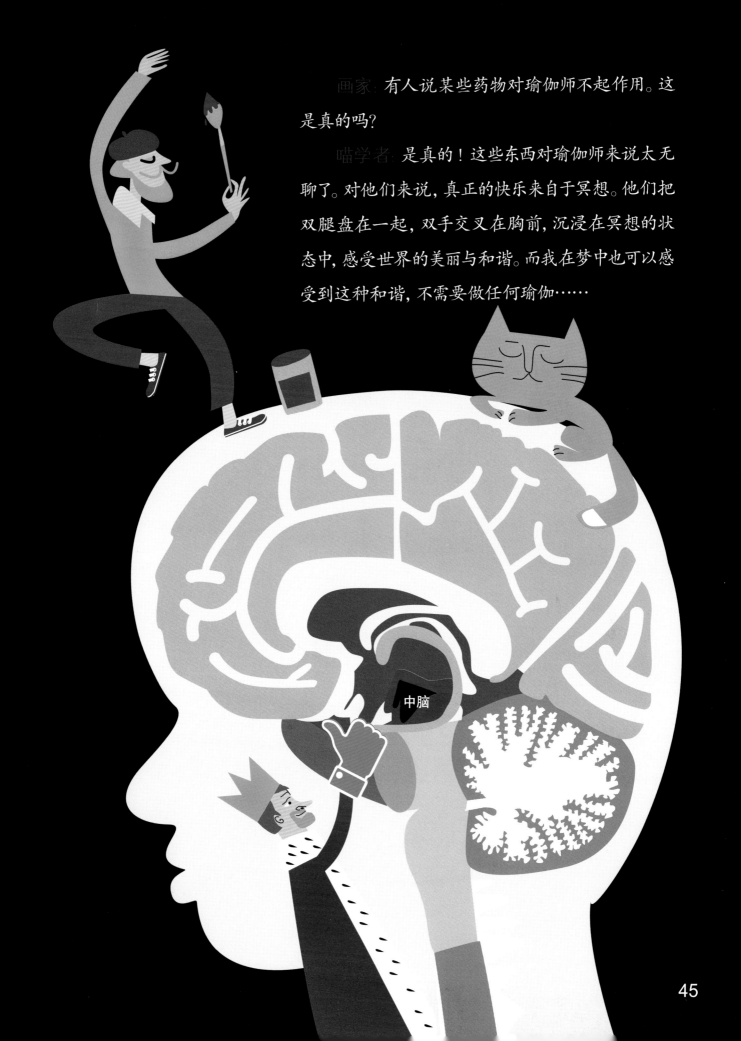

画家: 有人说某些药物对瑜伽师不起作用。这是真的吗?

喵学者: 是真的!这些东西对瑜伽师来说太无聊了。对他们来说,真正的快乐来自于冥想。他们把双腿盘在一起,双手交叉在胸前,沉浸在冥想的状态中,感受世界的美丽与和谐。而我在梦中也可以感受到这种和谐,不需要做任何瑜伽……

中脑

对本能负责

从中脑再往上走，我们就来到了间脑。间脑主要由丘脑和下丘脑组成。

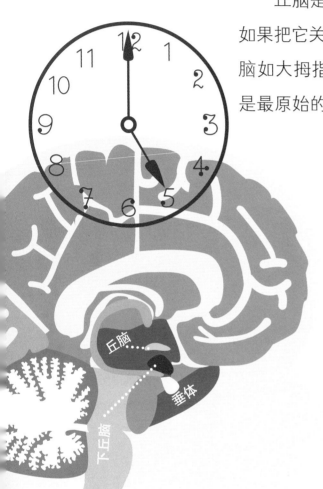

丘脑是通往大脑皮层的所有信号的开关。如果把它关掉，就会出现一种阴郁无望的沉默。下丘脑如大拇指指甲般大小，在人类大脑进化的过程中，它是最原始的脑结构部分之一，是所有本能的中心。

本能是一种天生的下意识的行为，不需要刻意学习。下丘脑是我们的生物钟（睡眠 - 觉醒周期）的所在地，是调节温度、饥饿和饱腹感以及其他重要事物的中心。

暂时关闭下丘脑，我们会发生什么？在不暖和的背阴地方，我们冻僵了，就像身处在严寒中一样。而在阳光下，我们的体温会蹿升到40℃！生物钟失灵了，我们无法入睡。我们很难记住新事物，无法集中注意力。我们不会觉得饿，也不会觉得饱！如果不提醒我们进食，我们可能会饿死；而当我们开始吃饭时，除非有人把盘子拿走，否则我们又会吃到把自己撑死。

下丘脑与垂体相连，垂体分泌激素并调节其他内分泌器官分泌激素。激素分子就像一个个旅行者，它们在一个地方产生，然后随着血液输送到所需的器官。内分泌系统与神经系统一起负责整个生物体工作的协调性。

喵学者: 你画的是谁啊? 为什么会画出这样令人反感的画?! 猫可是美丽且高贵的动物!

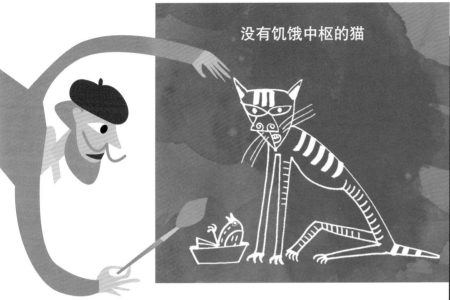

没有饥饿中枢的猫

没有饱食中枢的猫

画家: 这些都是不幸的猫, 它们成为了科学实验的牺牲品……

作者: 我们更了解关于下丘脑的实验。下丘脑有一个攻击反应中枢。激活它, 动物和人就会感到愤恨、狂怒, 准备攻击。

西班牙科学家德尔加多在西班牙斗牛赛中对此进行了测试。他在公牛的攻击反应中枢植入了一个特殊的感受器。

科学家用植入下丘脑的特殊芯片来阻止愤怒的公牛。

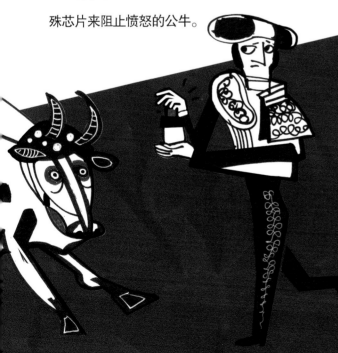

该芯片可以通过无线电接收器的信号关闭反应中枢。当愤怒的公牛冲向红色麻布时, 德尔加多用发射器上的按钮关闭了攻击反应中枢。公牛立即平静, 开始和德尔加多亲昵起来, 并向他要糖。观众们目瞪口呆, 简直不敢相信自己的眼睛。他们一次又一次地请求重复这个表演, 而狡猾的德尔加多则用他的"魔法按钮"一次又一次地使公牛平静下来。

整个世界都在一个脑袋里

从间脑向上，进入端脑。哺乳动物和鸟类的端脑都发育得很好。

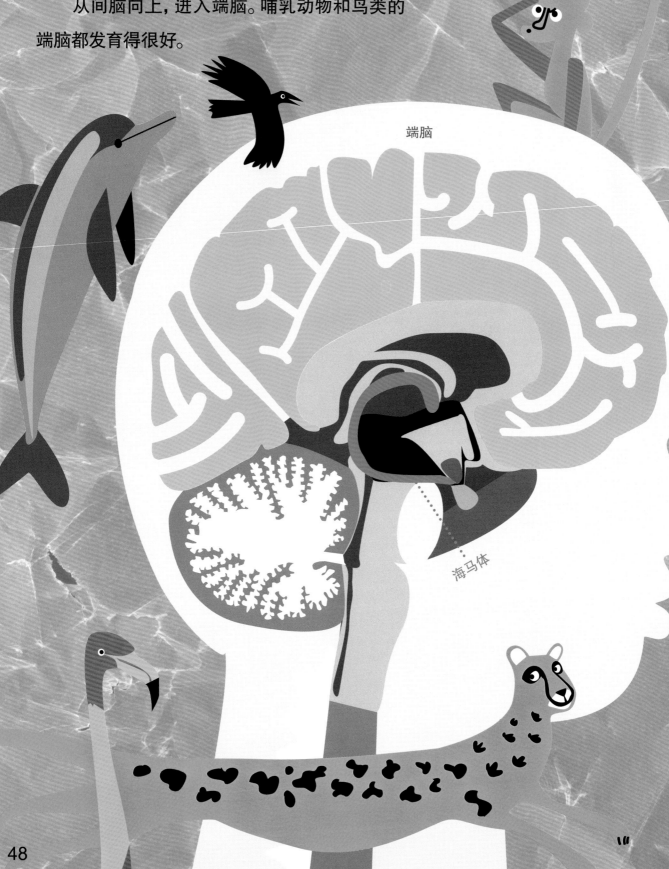

端脑

海马体

内置指南针

海马体看起来确实有点儿像海马。

人类的海马体与海马

作者：有这样一个案例，出于医学原因，一位癫痫患者体内的海马体被切除，他的癫痫病消失了。但奇怪的是，他每天向医生打十次招呼，这是因为虽然他还清楚地记得手术前发生在自己身上的一切，但却记不住手术后的任何新东西了。此外，他的空间辨别能力受到了干扰：当他离开病房进入走廊时，他找不到回去的路。实际上，这是因为在海马体中有特殊的位置细胞，它们创建了我们的脑内地图。

嘿！医生！

喵学者：所以我们的整个房间都装在我的海马体里面吗？如果我发现自己在一个陌生的房间里怎么办？我的位置细胞会怎么做？

作者：科学家在大鼠身上研究过这个问题。如果把实验鼠放在一个陌生的房间里，它的海马体就会以一种新的方式"映射"。一旦大鼠在这个房间里跑大约5分钟，海马体就会再次将整个空间划分成单独的部分，从而使它的地图覆盖整个房间！

49

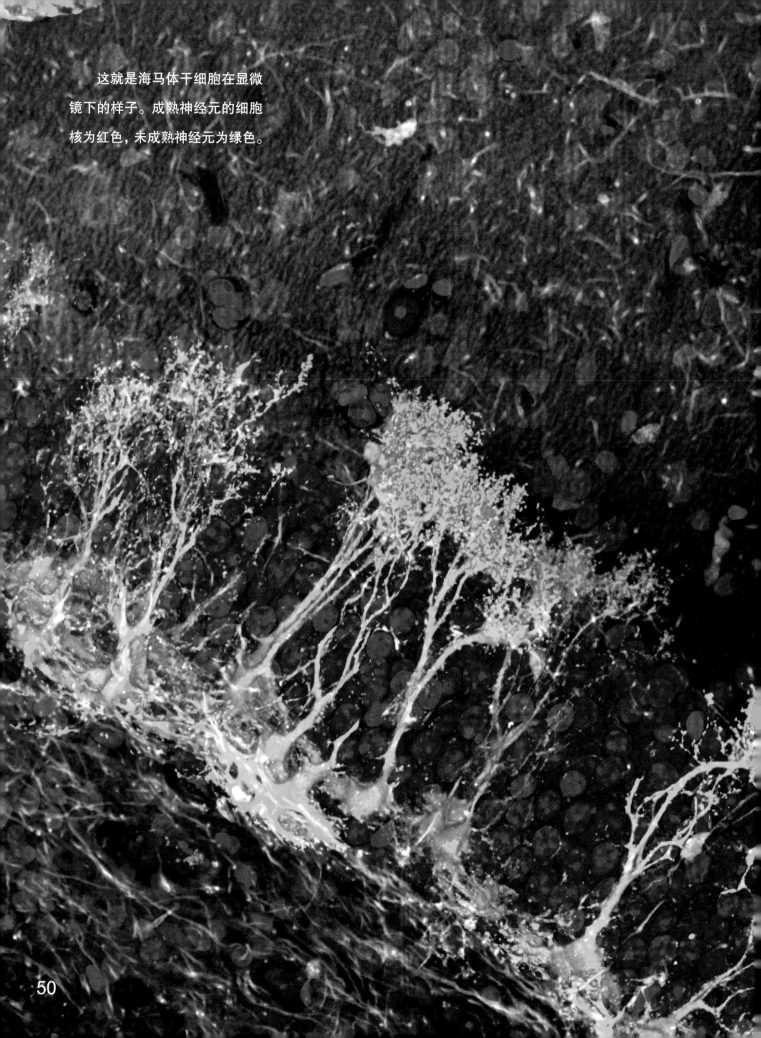

这就是海马体干细胞在显微镜下的样子。成熟神经元的细胞核为红色，未成熟神经元为绿色。

大脑的皮层

信息处理的最高中心是大脑半球皮层。来自鼻子、耳朵、眼睛、四肢、内脏的每个信号，都在自己所在的皮层位置被单独处理。然后这些信号汇总起来，得出周围空间的复杂图像。

顶叶

顶叶皮层的前部是皮肤、肌肉和韧带信号的收集者。

额叶

额叶皮层的后部，与中央沟相邻，指令从这里发往肌肉。

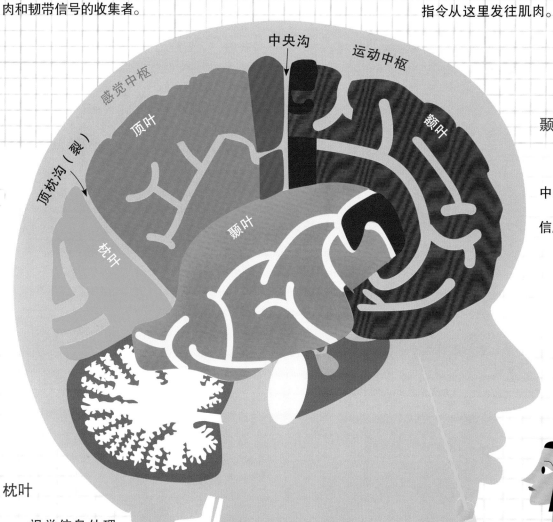

感觉中枢

中央沟

运动中枢

顶枕沟（裂）

顶叶

额叶

枕叶

颞叶

颞叶

听觉信息处理中心，来自耳朵的信息传到这里。

枕叶

视觉信息处理中心，来自眼睛的信息传到这里。

我们如何看见？

你知道有句谚语叫"百闻不如一见"吗？视觉是最准确的分析器。

来自周围物体的光线进入眼睛，被特殊分子捕获并转换为电信号，通过间脑的连接到达大脑的视觉皮层。

信号首先进入初级视觉皮层。如果初级视觉皮层的某些细胞被激活，我们就会看到各种颜色的光点、火花和色斑。

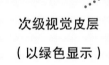

视神经

丘脑

次级视觉皮层
（以绿色显示）

初级视觉皮层
（以黄色显示）

眼睛

这些光点和色斑是最简单的视觉感受。在次级视觉皮层中，这种感受被组合成完整图像，当次级区域的细胞被激活时就会出现。但是当初级区域被关闭时，人就完全看不到东西了——这就是"中枢性失明"。

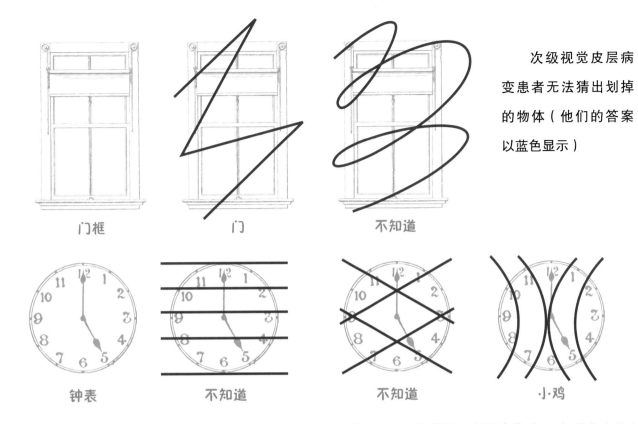

门框　　　　门　　　　不知道

钟表　　　不知道　　　不知道　　　小鸡

次级视觉皮层病变患者无法猜出划掉的物体（他们的答案以蓝色显示）

当次级视觉皮层关闭时，人可以很好地看到并识别物体的各个部分，但不能将它们组合成整个图像。他们是这样看待眼镜的："一个圆圈……又一个圆圈……还有一根棍子……一根横杆……也许这是一辆自行车？"他们这样看待一张有着美丽多色尾羽的公鸡图片："这大概是失火了——看，这里是火舌……"他们同样无法识别出被划掉的数字。

画家：有时人们会说，先锋派画家是那些次级视觉皮层有缺陷的人。真实情况当然不是这样的。我们都知道如何画得"像"，但有时我们会故意不这样做。不像这些不幸的患者，他们不是故意的……

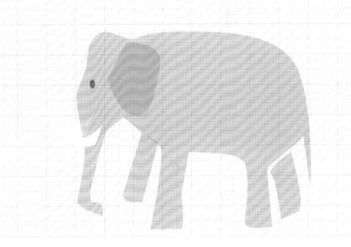

当我们关闭次级视觉皮层后去画一头大象，我们将无法沿着轮廓勾勒出图形。我们要么看到一个图形，要么看到铅笔尖，但不能同时看到两者。

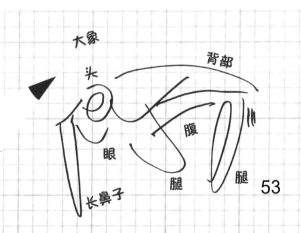

大象
头　　　　背部
眼
长鼻子　　腿　　　腿
腹

53

我们如何听到？

我们周围的声音被耳朵接收并转化为电信号，然后被送到颞叶皮层。首先是初级听觉皮层，然后是次级听觉皮层。

喵学者：我对听觉特别感兴趣！我的听觉比实验室的所有同事都要好得多！

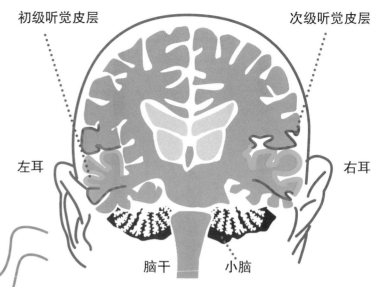

初级听觉皮层

次级听觉皮层

左耳

右耳

脑干　小脑

不同频率的声音

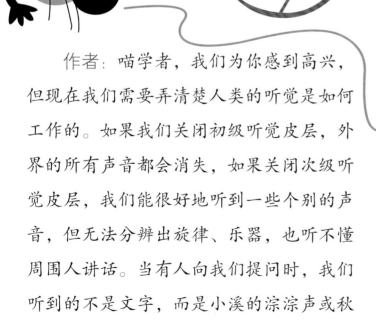

作者：喵学者，我们为你感到高兴，但现在我们需要弄清楚人类的听觉是如何工作的。如果我们关闭初级听觉皮层，外界的所有声音都会消失，如果关闭次级听觉皮层，我们能很好地听到一些个别的声音，但无法分辨出旋律、乐器，也听不懂周围人讲话。当有人向我们提问时，我们听到的不是文字，而是小溪的淙淙声或秋叶的沙沙声，这是因为我们的语言中枢被关闭了。

两手同利者左右两侧的听觉皮层中都有语言中枢。他们能用两只手写字，且写得同样出色。大多数人是右撇子，他们的语言中枢在大脑左半球（次级听觉皮层）。而对于左撇子来说，情况很复杂，一些左撇子的语言中枢在大脑右半球，另一些则和右撇子的人一样，在大脑左半球。

喵学者：太棒了！我也是两手同利者！我两只爪子写字都不太好！

作者：你首先是个话痨。其次你根本不应该有语言中枢——你又不是人类。

所有肌肉的指挥官

如果我们关闭初级感觉皮层，我们就不会再感觉到我们的身体，就好像我们的手臂、腿和背部都消失了。

感觉皮层和运动皮层处理来自身体（皮肤、肌肉、关节、韧带等）的信号。

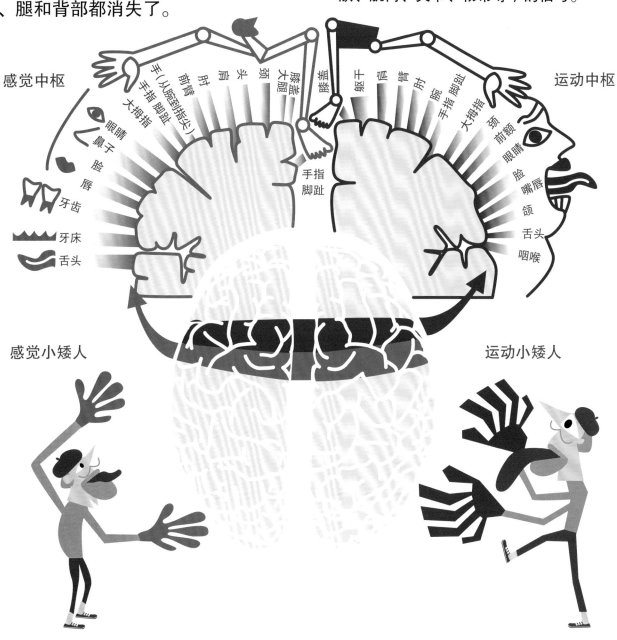

感觉中枢

手（从腕到指尖）
手指
大拇指
前臂
肘
肩
头
颈
大腿
膝盖
臀
手指
脚趾

躯干
臂
肘
腕
手指
大拇指
颈
前额
眼睛
脸
嘴唇
颌
舌头
咽喉

运动中枢

眼睛
鼻子
脸
唇
牙齿
牙床
舌头

感觉小矮人

运动小矮人

来自身体各部位的信号都会到达一个严格规定的区域。手和嘴的肌肉特别幸运，它们被大脑皮层中面积最大的区域管理。事实上，我们的嘴唇和手指上有许多感受器，而在背部和腿部则要少得多。如果身体的所有部分在大小上都与负责它们的皮层区域相同，我们看起来就会像中世纪炼金术士创造的小矮人一样。

55

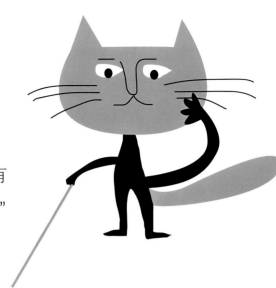

如果关闭次级感觉皮层，我们能很好地感知某些感觉，但将无法通过触摸来识别物体。

我们打手势、写字也会变得很困难。就有可能把"халат"写成"ханат"，或者把"стол"写成"слон"。

一位次级感觉区域受到损害的病人写出来的字就是这样的（蓝色字）。

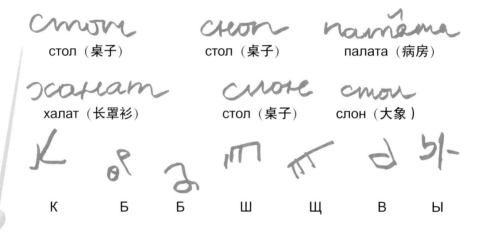

стол（桌子）　　стол（桌子）　　палата（病房）

халат（长罩衫）　　стол（桌子）　　слон（大象）

К　　Б　　Б　　Ш　　Щ　　В　　Ы

此处外文为俄文字母和单词。

只有人类有三级感觉皮层，而且直到 7 岁才会完全形成。如果关闭它会发生什么？

我们将无法找到回去的路，我们会混淆左和右。如果钟面上没有数字，我们就无法通过时钟来判断时间。铺床时，我们会把毯子横放，穿衣服找不到合适的袖子，也画不出熟悉的地方的位置图。我们甚至不能正确地书写我们的母语！我们无法理解"猫的兄弟"和"兄弟的猫"这两种表达方式的区别。如果言语记忆受损，人就有可能把"医院"说成"警察局"。

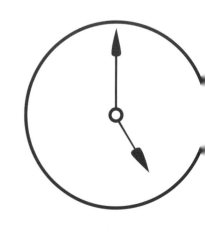

对肌肉的指令来自初级运动皮层的神经元。这里有一张大脑图谱，与初级感觉皮层中的示意图完全一样，在运动皮层中，管理手和唇的区域在皮层总面积中占比很大，而背部和腿部的皮层管理区域占比很小。复杂的运动程序被创建并存储在次级和三级运动皮层中。关掉初级运动皮层，我们就不能移动手臂或腿。当关闭次级运动皮层时，我们可以移动，但我们的笔迹会改变，习以为常的事做起来会很难，因为运动被拆分成不同的阶段，甚至可能会出现"重复动作"。

初级运动皮层 ┄┄┄┄

次级运动
皮层 ┄┄┄┄

三级运动
皮层 ┄┄┄┄

尝试让患者画一个圆，但他停不下来，画了一个又一个圆圈。下一个任务是画一个正方形，但他习惯性地画了一个圆。当要求他写数字"122"时，他只写了一个"2"。在接下来的任务中，需要连续写"пл"，可病人只写了一个字母"п"。

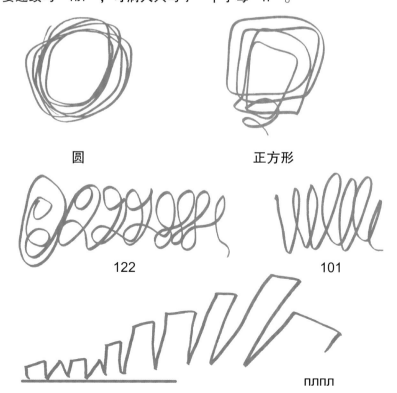

圆　　　　　　　　正方形

122　　　　　　　　101

пппл

57

思维中枢

额叶皮层的前部是主要的思维中枢。正是非常发达、精巧的额叶皮层将我们与动物区分开来，甚至是与我们关系最为亲近的灵长类动物区分开来。

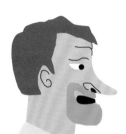

人类大脑的主要特征是发达的额叶，这里是形成计划和战略的地方。

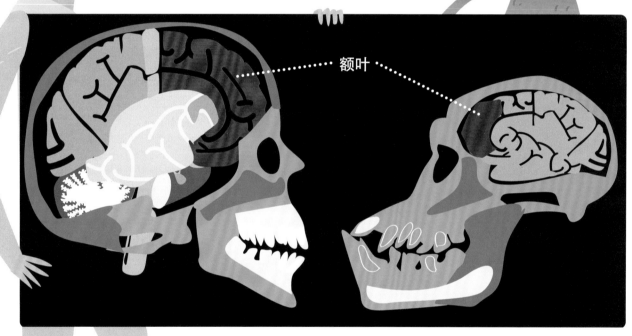

额叶

如果将额叶皮层功能关闭会发生什么？我们将无法把已经开始的事情进行到底，即使是简单的举手。当我们被要求举手时，虽然嘴上说着"好的，举手……举……"但中途没有完成动作就会停下来。我们的性格会变坏，变得易怒，开始经常说脏话；不再注意到自己的错误，但却很乐意指责别人的错误。

菲尼亚斯·盖奇的案例

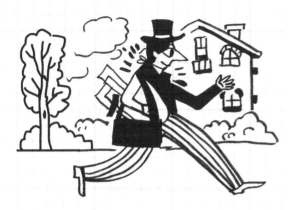

① 1848 年的一个秋日，美国建筑师菲尼亚斯·盖奇像往常一样去工作。

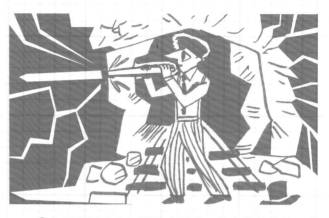

② 为了在峭壁中开凿铁路隧道，盖奇将炸药放入岩石上的一个洞中，并用金属销钉将其夯实。

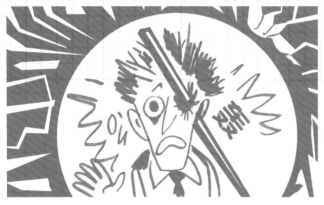

③ 销钉撞击花岗岩产生的火花引起了爆炸。销钉弹出，刺穿盖奇的头部并穿过了额叶。

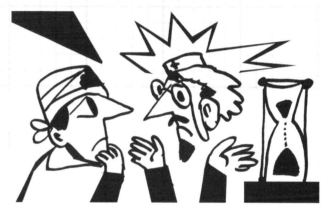

④ 朋友们把盖奇送到医院。医生对他的伤口进行了处理，并认为这个不幸的人活不了多久了。

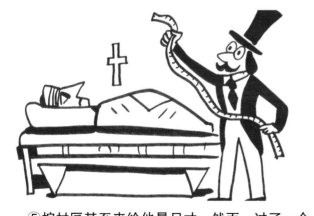

⑤ 棺材匠甚至来给他量尺寸。然而，过了一个月，盖奇就回到工作岗位上了！

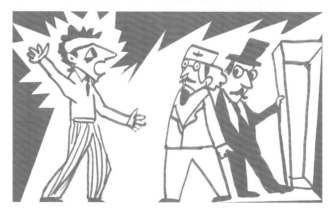

⑥ 但他的性格发生了变化，他变得不耐烦、咄咄逼人、粗鲁，不接受任何反对意见，以及会很轻率地去做无谓的冒险。

这就是额叶受到损害的后果！

运转中的大脑

我们已经弄清楚了大脑由哪些部分组成,在假设关闭不同组成部分的情况下,也了解了它们各自对应的功能。

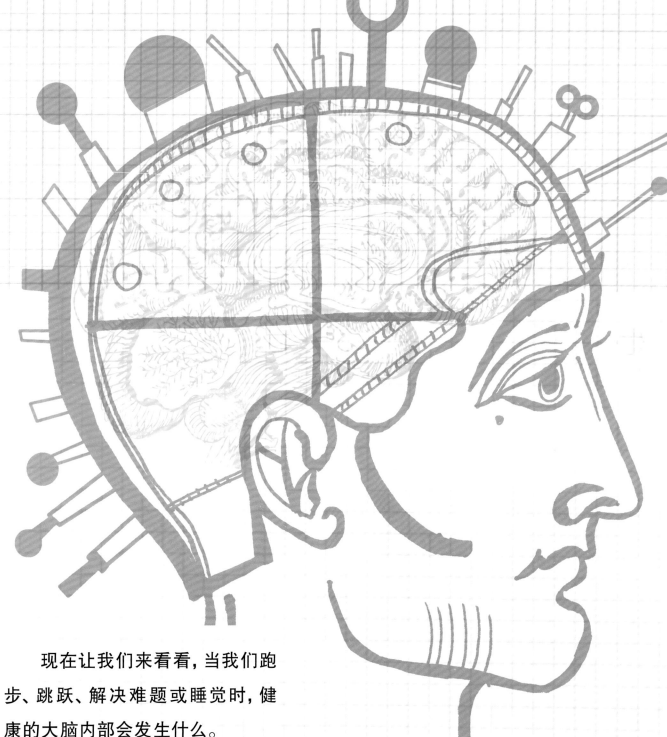

现在让我们来看看,当我们跑步、跳跃、解决难题或睡觉时,健康的大脑内部会发生什么。

显微镜下的小鼠大脑
切片。不同类型的神经元
被染成红色和绿色，神
经元的突起被染
成蓝色。

嵌入式程序

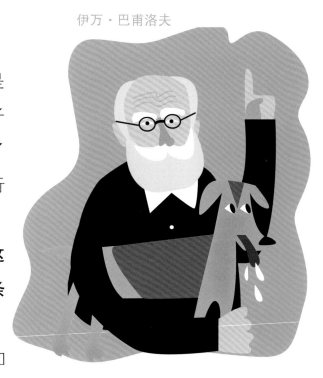

伊万·巴甫洛夫

当你出生时，你没有时间学习呼吸，只是不得不这样做。你没有时间学习如何擤出鼻子里的灰尘，必须打喷嚏来保持鼻子通畅。为了让你生存下去，你的大脑已经预先准备好了行为程序。

这些现成的程序是非条件反射。之所以这样称呼它们，是因为它们是在没有任何特殊条件的情况下形成的。

现在让我们看看身体内部，看看它们是如何工作的——这些是我们现有的非条件反射。

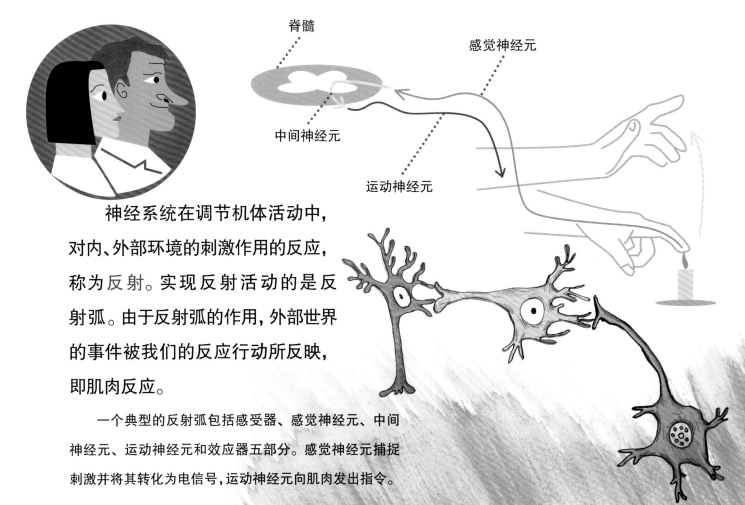

神经系统在调节机体活动中，对内、外部环境的刺激作用的反应，称为反射。实现反射活动的是反射弧。由于反射弧的作用，外部世界的事件被我们的反应行动所反映，即肌肉反应。

一个典型的反射弧包括感受器、感觉神经元、中间神经元、运动神经元和效应器五部分。感觉神经元捕捉刺激并将其转化为电信号，运动神经元向肌肉发出指令。

鼻子痒，我们就会打喷嚏；灰尘飞进眼睛里，我们就会眨眼；感到寒冷，我们就会发抖；如果苍蝇在房间里飞来飞去，我们会不由自主地用眼睛跟随它。所有这些动作都是我们肌肉的工作。但是要让肌肉对外部冲动做出反应，就需要将这些冲动转化为它所理解的语言。我们有特殊的感觉器官来接收信号：眼睛捕捉光，耳朵捕捉声音，鼻子捕捉气味。当信号被捕捉后，它必须被重新编码。你已经知道神经元说的是电的语言。因此，特殊的编码器——受体，会将信号重新编码为电脉冲。电脉冲沿着感觉神经元进入到大脑，然后以命令的形式从大脑传回肌肉："停止！""收缩！""伸展！"于是肌肉就工作起来。

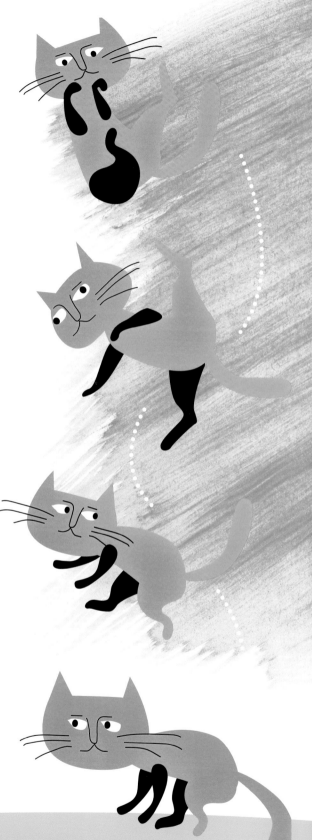

喵学者：呀，我有极好的非条件反射！从任何高度跌下，我始终能四脚着地！没有谁教过我，这是我的一种本能……

作者：你知道为什么吗？这是你的平衡器官的反射在起作用。一旦你发现自己的头朝下，平衡器官中的受体就会向大脑发出信号。你的大脑随即发出一个复杂的运动指令：首先是掉转头部，然后是整个身体。所以，你的爪子在空中就会翻转向下了！

这是前庭反射的一个例子（来自平衡器官的反射）：
猫总是能稳稳地用爪子着地，即使它落下的时候背部向下。

大脑程序员

我们的大脑是它自己的程序员。它不仅可以像电脑一样运行现成的程序，还会编写新的程序！

我们学会的反射被称为条件反射，需要一些条件来形成这些反射。

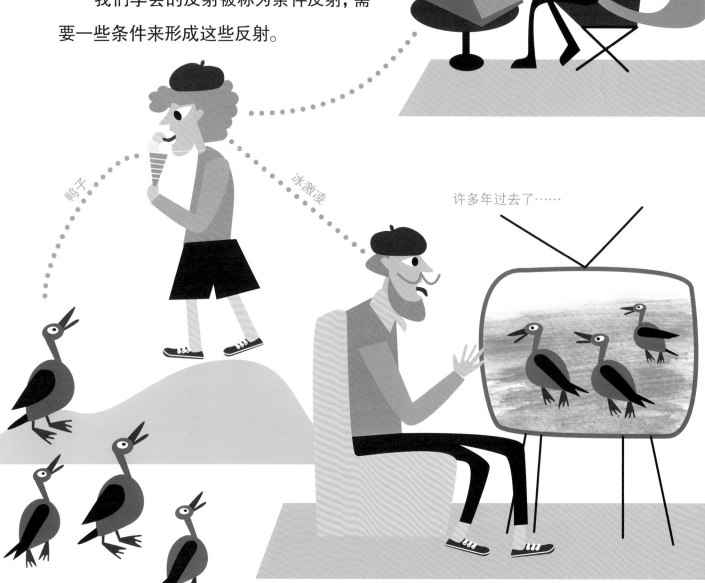

鸭子

冰激凌

许多年过去了……

联想是如何形成的？这里有一个简单的例子：你在公园里散步，吃冰激凌，看着池塘边的鸭子。许多年过去了，你看到电视里有几只鸭子，突然你毫无理由地想吃冰激凌，有那么一瞬间，甚至感觉手指都黏黏的。

这就是联想的工作方式。联想是记忆的基础，我们的记忆是相关联想的集合。当两种刺激同时作用于大脑时，接收到信号的区域之间就会形成联想的纽带。一旦我们想起这对刺激中的一个，第二个刺激的形象就会不由自主地出现。

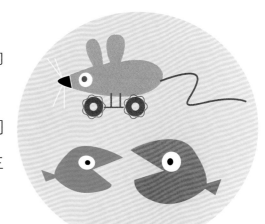

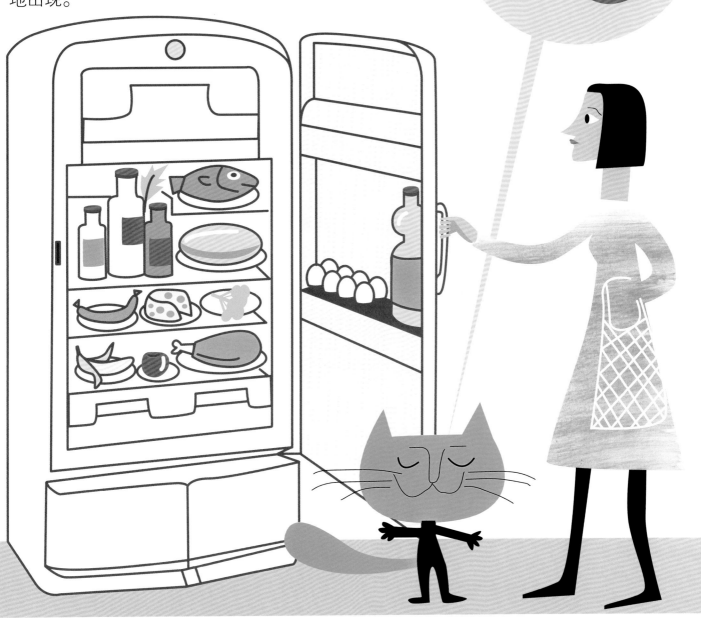

记忆任务：打开你的冰箱，观察几秒后关上，然后画出你能记住的东西。

喵学者：我知道为什么当别人打开冰箱时，我总是流口水了！冰箱和我的食物是相关联的一对！

记忆之谜

我们每个人都有特别珍贵的回忆。许多人一生都记得他们最喜欢的玩具或他们的第一位老师，有些人甚至记得凳子腿的味道……甚至一些气味有时也会让人想起过去的整个画面，包括其中最小的细节。但是我们的这些回忆存储在哪里？我们怎样从记忆中检索它们？我们为什么能看到和感受到很久以前的事物？科学家还不知道，尽管他们已经能够确定一些事实。

赫尔曼·艾宾浩斯是最早的记忆研究人员之一。他让受试者记住许多无意义的音节，然后在 20 分钟后、1 小时后说出来，以此类推。结果发现，在最初的 15~20 分钟，受试者几乎记住了所有音节。然而，随着时间的推移，他们能回忆起的音节越来越少。结果，到了第五天，五个音节中只有一个被记住了。在此基础上，科学家们将记忆分为短期记忆和长期记忆。短期记忆容量很大（几乎所有音节），但寿命很短；而长期记忆则相反，容量小，但寿命长。

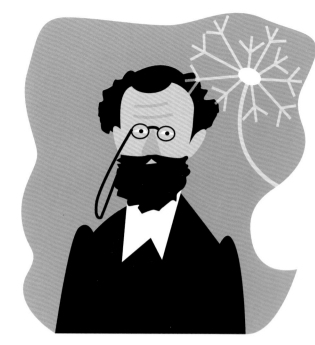

赫尔曼·艾宾浩斯

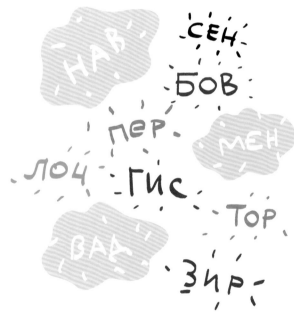

图片中不是词汇，只是俄语中无意义的音节。

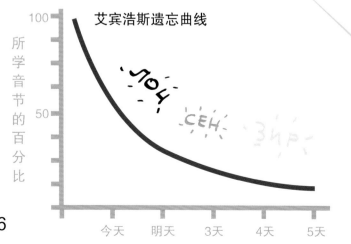

艾宾浩斯遗忘曲线

所学音节的百分比

100

50

今天　明天　3天　4天　5天

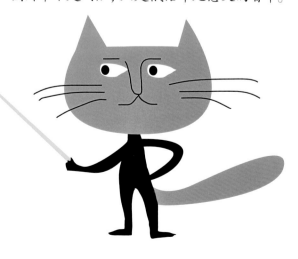

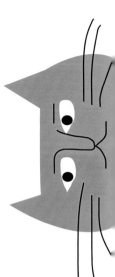

画家：有时候，我会突然想起前一天还想不起来的某个名字或某个标题。学生时代也这样，我在家里背过的诗，在黑板上默写时却因为紧张而忘记了！

喵学者：我曾听说有一个人，记忆力超凡。科学家无法计算出他记忆的容量，因为他什么都记得，甚至是日常生活中鸡毛蒜皮的小事。真是个奇怪的人，他想学习的居然是如何忘记事情！如果我是他，我会满世界吹嘘我的才华……

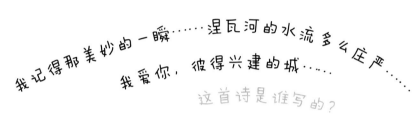

我记得那美妙的一瞬……涅瓦河的水流多么庄严……
我爱你，彼得兴建的城……
这首诗是谁写的？
我写了一首诗
（弗谢沃洛德·涅克拉索夫）
记忆—储存—再现

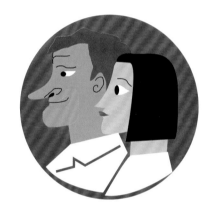

作者：我们的记忆是由三个过程组成的：记忆、储存和再现。不幸的是，我们只能通过再现的过程来判断记忆。但事实上，我们记住的东西比我们能再现的要多得多。我们如何能证明这一点？

识别实验可以证明。在实验中，向受试者展示海量的图片并告诉他，这是成千上万的人脸。然后不按次序，向受试者展示他们已经看过的和没有看过的图片。受试者只需说"我认得"或"我不认得"。结果显示，这项实验中的受试者记忆容量超过了三千张脸。也就是说，受试者在 20 分钟后和几天后都记住了呈现给他们的所有内容。

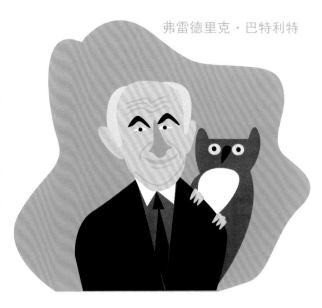

弗雷德里克·巴特利特

记忆以一种创造性的方式处理自己的工作。以下是巴特利特博士的著名实验。他对再现过程很感兴趣，于是向学生展示了一个与猫头鹰极为相似的图形，然后要求学生每周画一次。前两个记忆还有点儿像原来的猫头鹰，但是请看，在画了几次之后记忆的痕迹发生了什么？猫头鹰渐渐变成了猫！

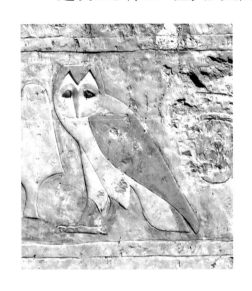

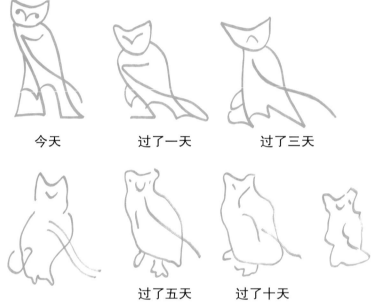

今天	过了一天	过了三天

过了五天　　过了十天

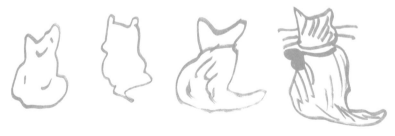

过了一个月

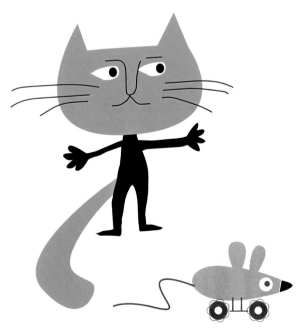

喵学者：我一点儿都不惊讶。猫比猫头鹰更有担当，更善于抓老鼠，而且聪明得多……

作者：亲爱的喵学者，科学不会评估谁比谁更好。科学家研究的是记忆的特性，而不是猫相较于猫头鹰的优势。

巴特利特得出这样一种结论：回忆是一个创造性的重建过程。就像考古学家用一些单个的小骨头装配出一整只恐龙，记忆也是用一块又一块砖瓦重新"组装"我们的回忆，就好像我们在一遍又一遍地重写记忆的痕迹。如果记忆中缺少某块砖瓦，那么记忆就会将之臆想出来。记忆像一个学生，每次都用写作文的方法来回忆。有时候，记忆究竟有多少是真的，有多少是臆想重建的，这是一个大问题。

记忆的机制是什么？大脑如何记录传入的信息？目前还没有答案。科学家提出了各种假设，例如，存在专门的记忆分子。

喵学者：我喜欢这个假设！吃下这样的分子，你就会有一个新的回忆。不需要学习，只要吃下含有文化知识的分子，你就会比其他人更聪明。

作者：唉，小猫咪，让你失望了。我们也听说过一些实验，在这些实验中，给蠕虫喂食它的同类，而且只用那些高级的、经过训练的蠕虫当食物，仿佛这样喂养得当的蠕虫会更有进步。但是没有人能够重现这个"奇迹"，所以这些实验被认为是无效的。

细胞层面上的记忆

科学家认为，短期（或者随机）记忆的本质是电性质的。这种记忆是由兴奋的神经元组成的网络。这些神经元共同构成了记忆的痕迹。

长期记忆的本质是分子性的。在大脑网络中漫游的电活动会导致神经元本身结构的变化。新的突触开始出现在神经元中。更多的突触意味着更多不同的关联。

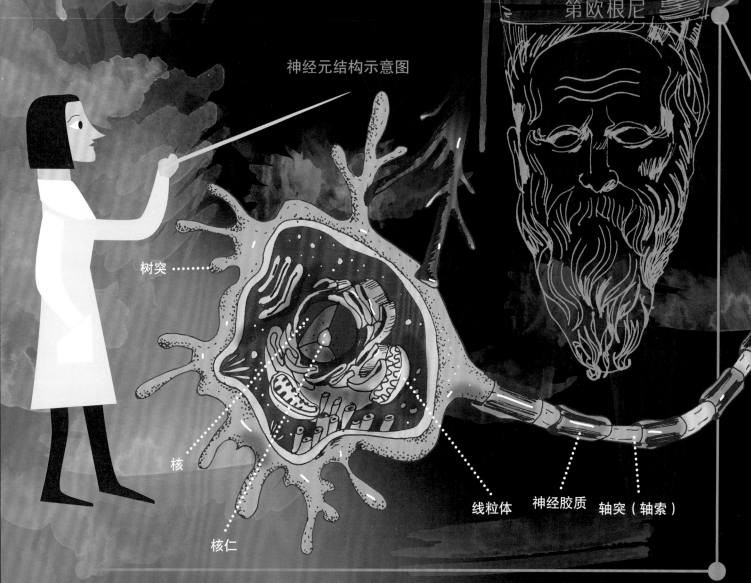

神经元结构示意图

记忆

第欧根尼

树突

核

核仁

线粒体

神经胶质

轴突（轴索）

70

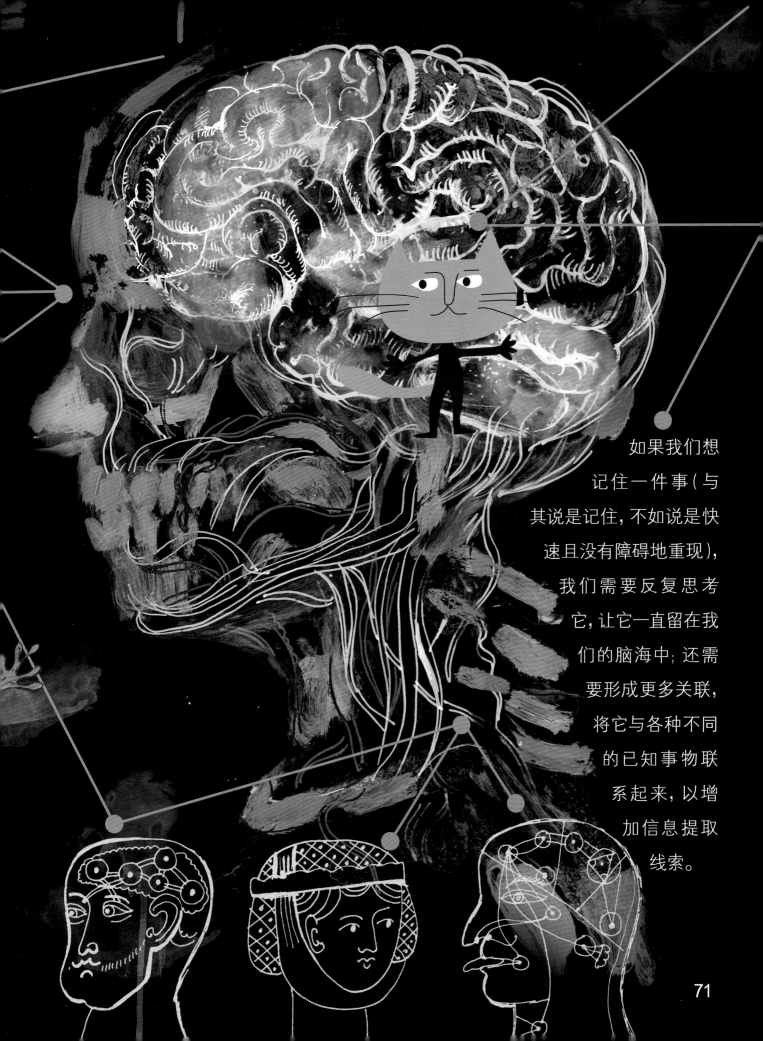

如果我们想记住一件事（与其说是记住，不如说是快速且没有障碍地重现），我们需要反复思考它，让它一直留在我们的脑海中；还需要形成更多关联，将它与各种不同的已知事物联系起来，以增加信息提取线索。

71

清醒和睡眠

白天的时候尽兴地奔跑玩耍，累了就躺到床上，这可真好啊！所有的肌肉都得到了放松，我们渐渐地进入了梦乡。看起来，人体的所有器官都休息了，但这只是表象！

当整个身体在睡眠中休息时，大脑仍在紧张地工作。

如果把一个带有灵敏传感器的特殊帽子戴在头上，并将它连接到计算机，那么脑电波就会显示在屏幕上，这就是脑电图，缩写为 EEG。清醒时，大脑皮层出现频率快、波幅小的贝塔（β）波；睡眠时会出现频率慢、波幅大的得尔塔（δ）波。

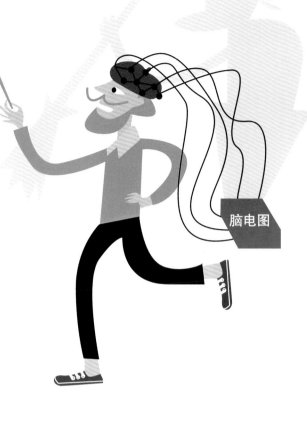

脑电图

清醒时（红色）和睡眠时（绿色）的脑电波。

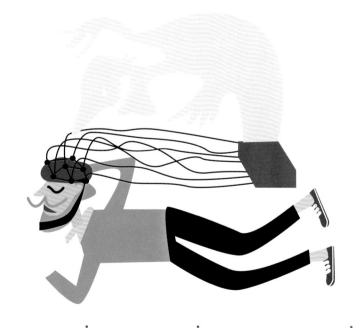

| 半睡状态 | 浅度睡眠 | 深度睡眠 | 闭目养神 | 清醒 |

72

睡眠至少有两种类型：深度睡眠和快速眼动（REM）睡眠，也就是慢波睡眠和快波睡眠。快速眼动睡眠期间，人们会移动眼睛，此外，此时尽管我们肌肉放松，没有动作，但我们的脑电图与清醒时完全相同。当监控器上显示快速眼动信号时，受试者们被戴上电极帽并被唤醒，是为了证实此时他们正在做梦的这个假设。

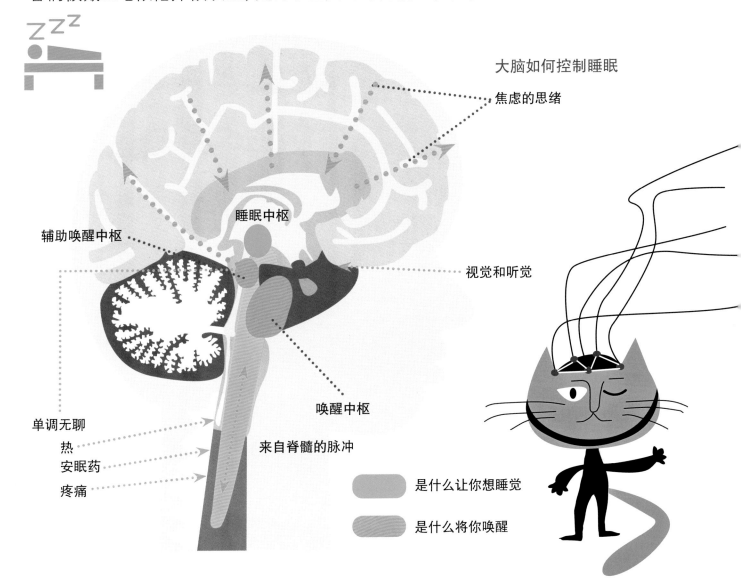

大脑如何控制睡眠

焦虑的思绪

睡眠中枢

辅助唤醒中枢

视觉和听觉

单调无聊
热
安眠药
疼痛

唤醒中枢

来自脊髓的脉冲

是什么让你想睡觉

是什么将你唤醒

所有被突然唤醒的受试者都说，他们刚刚确实做了梦。但"脑电图"的爱好者们并没有就此罢休。他们还将慢波睡眠阶段的受试者唤醒，其中有些人在这时候也做了梦！

对于世界各地的科学家来说，我们什么时候做梦、为什么做梦仍然是一个很大的谜团。亲爱的朋友，也许你就是找到答案的那个人！

当我们睡觉时，睡眠的快慢相位在夜间多次交替。

在最初的几个小时里，我们睡得很沉，快波睡眠的周期很短。然后，慢波睡眠波峰变得更浅，快波睡眠的周期延长。这不正是为什么最长和最激动人心的梦会在早上到来的原因吗？

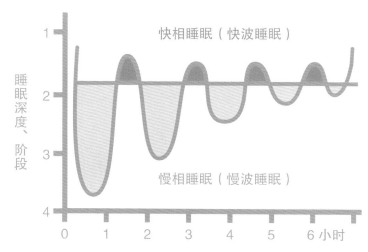

夜间慢波睡眠和快波睡眠的交替。黄色表示快波睡眠，灰色表示慢波睡眠。

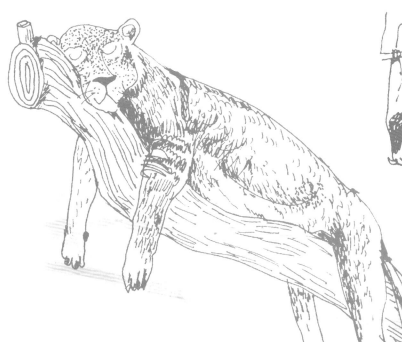

人类的睡眠方式一样，都是躺在床上。动物则以不同的方式休息，马和羊能站着睡觉，蝙蝠倒挂着睡觉。候鸟是这样睡觉的：每10~15分钟，就有一只鸟飞到鸟群中间睡觉，它被整个鸟群形成的气流带着，几乎不用扇动翅膀就能飞行；然后，另一只疲惫的鸟再取代它的位置。

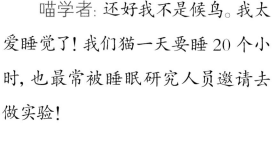

喵学者：还好我不是候鸟。我太爱睡觉了！我们猫一天要睡20个小时，也最常被睡眠研究人员邀请去做实验！

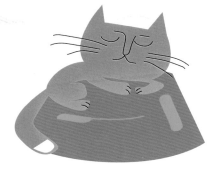

画家：人类不像猫那样睡得那么久。但尽管如此，我们一生中三分之一的时间都在睡觉，这还是有点儿令人沮丧的。根本不睡觉的生物存在吗？

74

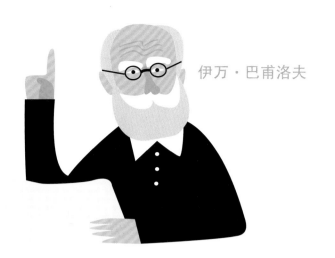
伊万·巴甫洛夫

海洋哺乳动物中睡眠方式特殊的有海豚、鲸、海豹、海象、海狗。这些动物用单侧大脑半球睡眠。当右半球睡着时，左半球醒着；然后交换位置，右边醒来，左边睡着。这使这些动物能够始终保持警惕，毕竟大海是一个危险的地方。

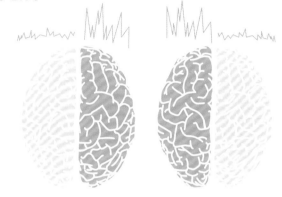

清醒时（粉半球）波动小而频繁，睡眠时（蓝半球）波动大而慢。

目前还不清楚我们为什么需要睡眠。俄罗斯著名生理学家伊万·巴甫洛夫认为，睡眠覆盖了整个大脑皮层，可以保护大脑免受过度紧张的侵害。一些科学家认为，有毒物质在白天积聚在大脑中并诱发睡眠。这是一个很好的假设，但实际上睡眠不足对大脑的影响最小，受影响最大的是胃、肠和头发……

喵学者：没错！当实验室的嘈杂让我睡眠不足时，我的毛发就会变得暗淡无光。此外，我们的大脑在睡觉时也是非常活跃的！我喜欢在睡觉的时候解决各种科学问题。

画家：有时我也会梦到我未来的画作！

作者：你们都很接近真相。在睡眠期间，大脑会处理白天接收到的信息。这就是为什么在睡前背单词和诗歌，效果会好得多。但伊万·尼古拉耶维奇·皮加廖夫博士——我们在本书开头提到过他——认为，在晚上我们的大脑会从接收外部信号转换为接收内部信号。白天，枕叶接收视觉信息；而在晚上，枕叶处理来自内脏器官如胃、肝和肠等的信号。

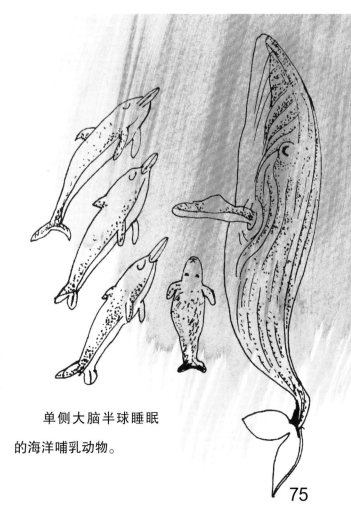

单侧大脑半球睡眠的海洋哺乳动物。

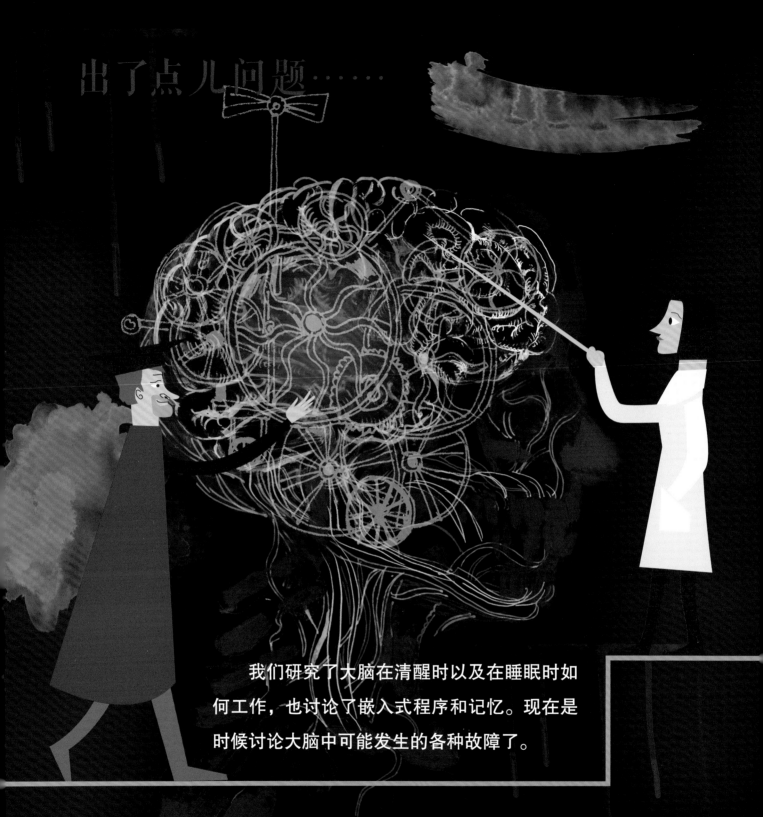

出了点儿问题……

我们研究了大脑在清醒时以及在睡眠时如何工作，也讨论了嵌入式程序和记忆。现在是时候讨论大脑中可能发生的各种故障了。

设备越复杂，它可能发生的故障就越多。显而易见，帮助大脑"检修故障"是一项非常艰巨的任务。在本章中，你将了解到如何通过在轮子里奔跑来保护好神经细胞，为什么马铃薯甲虫不吸烟，如果你的朋友晕倒了怎么办，以及其他许多有趣的事情。

头痛时

你可能会感到惊讶，但头痛真的与大脑没有直接关系！毕竟大脑本身没有痛觉感受器。痛觉感受器是位于组织和器官中的裸露的神经末梢。因此，当头痛时，痛的根本不是大脑里面。只是你的血管或肌肉过度紧张，或者毒素进入了你的血液。

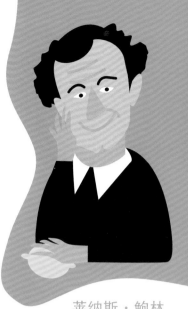

莱纳斯·鲍林

怎样缓解头痛?

可以打开窗户或在户外散步，呼吸一下新鲜空气，还可以喝杯橙汁或吃块巧克力。有些人依靠阿司匹林，有些人依靠维生素 C。美国化学家莱纳斯·鲍林认为维生素 C 是几乎能治疗所有疾病的灵丹妙药。颈部按摩和温水浴对许多人也有帮助，尤其是当颈椎肌肉和脑血管痉挛时。

头痛时下列物品会帮助很多人

- 阿司匹林
- 维生素 C
- 巧克力

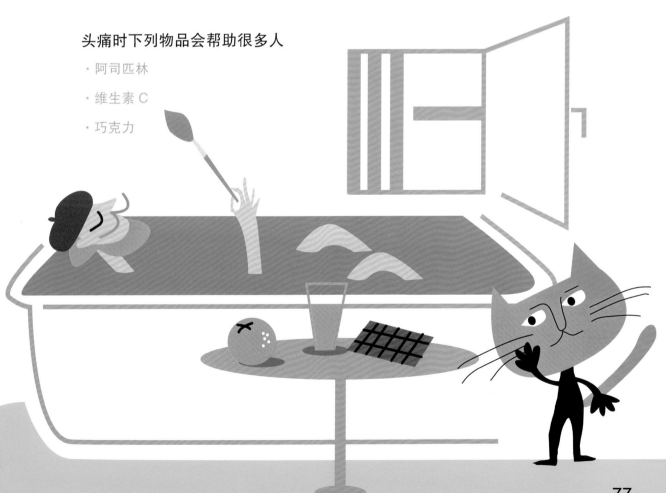

为什么不应吸烟?

为了不让马铃薯甲虫吃掉菜地里的所有土豆,也不让绿毛虫啃食卷心菜,农学家用杀虫剂将它们毒死。杀虫剂的主要成分是尼古丁。阴险的尼古丁伪装成在神经元之间传递信号的神经递质,欺骗了这些神经元,让这些神经元认为递质乙酰胆碱已被释放,并开始兴奋起来。而当所有的神经元同时兴奋时,昆虫就会抽搐而死。

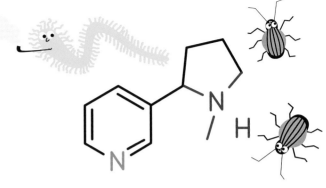

尼古丁(上图)和乙酰胆碱(下图)的分子式。正是氮原子(N)使尼古丁能够成功地伪装成神经递质,从而欺骗乙酰胆碱能神经元。

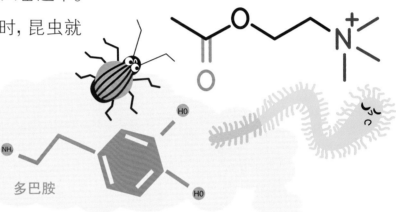

多巴胺

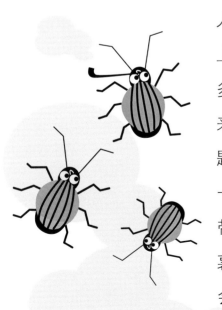

有些人喜欢香烟中的尼古丁。当尼古丁进入人体时,乙酰胆碱能神经元被激活,葡萄糖和肾上腺素被释放到血液中,大脑中产生"快乐物质"多巴胺。大脑将香烟和这种短期的快乐联系起来——还记得我们讲过联想配对的问题吗?问题是吸烟的不良影响来的要晚得多,一个小时,一天,甚至一年之后,你才会感觉胃疼,肺和声带受损。此外,吸烟者很难戒掉烟瘾。可惜马铃薯甲虫没有我们的喵学者那么健谈,不然它们就会解释为什么不应该吸烟了。

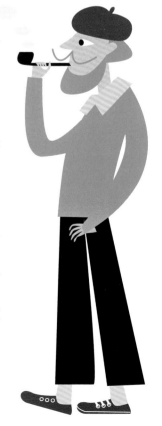

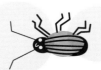
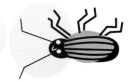

狡猾的敌人

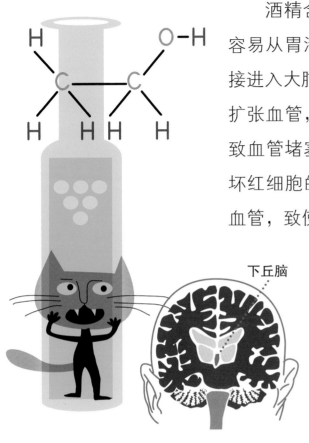

下丘脑

酒精含有乙醇分子，问题是，这种分子非常小，很容易从胃渗透到血液中，并从血液通过神经胶质屏障直接进入大脑。酒精的危害有很多，它与多巴胺受体结合，扩张血管，使人感受到短期的快感。可是酒精还可能导致血管堵塞：一旦进入血液，它就会与红细胞结合，破坏红细胞的细胞膜。受损的血细胞黏在一起，堵塞毛细血管，致使组织缺氧。

首先受到影响的是高级思维中枢，即额叶皮层。然后，颞叶皮层、运动皮层和小脑都会被关闭，所以醉汉的舌头和腿就像打结了一样。大脑的原始区域，下丘脑，会一直坚持到最后。正如你所记得的，它是攻击反应中枢所在的位置。中毒的大脑皮层不再抑制下丘脑，任由下丘脑放任自流。而下丘脑的指令是暴力、破坏、愤怒或恐惧。这就是为什么醉酒者会对他人造成威胁。

如何治疗酒精成瘾？

全世界的科学家都为此绞尽脑汁，但到目前为止还不是很成功。我们将向您介绍尼科尔斯卡娅博士的有趣实验，她意外取得了一个重要发现。在四个月的时间里，她给大鼠饮酒，看着它们大脑中的神经元死亡。然后，她让一组喝了酒的大鼠在轮子里跑了整整 40 分钟。她原以为突击性的体力活动会使它们的身体状况恶化，并加速其神经元的死亡。但事实证明，无论是大脑皮层的体积还是单个神经元都几乎完全恢复了。看来，体育锻炼对大脑非常有好处！

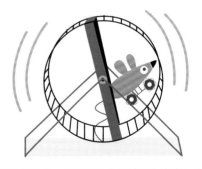

在运动过程中，神经元会很好地恢复。因此，跑步、滑雪、滑冰、踢足球、打排球或打网球等对大脑都非常有益。

昏厥

可能很多人都见过有人晕倒。大脑短暂关闭，人在短时间内失去意识时就会晕倒，这种情况会持续几秒钟到 5 分钟。

喵学者: 我遇到过！有一次我给一个女孩看我抓到的大老鼠时，她晕倒了……她在害怕什么呢？那只老鼠比她可小多了！

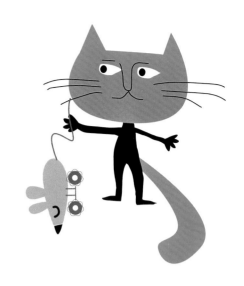

作者: 亲爱的喵学者，不要轻易吓唬别人！昏厥可不是开玩笑的。当脑循环系统由于惊吓或饥饿，或房间闷热而受到干扰时，就会发生这种情况。在昏厥之前，一个人通常会感到虚弱、头晕、目眩，并且看到眼前好像有苍蝇在飞。

画家: 那要如何帮助一个失去意识的人呢？

作者: 需要让他侧身躺卧，这样他就不会被舌头噎住。刺鼻的气味将有助于唤醒晕倒的人——氨水非常适合。在任何情况下，都不应试图让晕倒后的人立刻坐起或站起来。事实上，躺着的时候，血液更有可能到达大脑并为其提供氧气。

昏厥迹象：

· 面色苍白
· 失去意识
· 肌肉松弛

昏厥的急救措施

· 让昏厥者躺下，将他的头转向一侧
· 解开衣领，松开腰带
· 抬高双腿

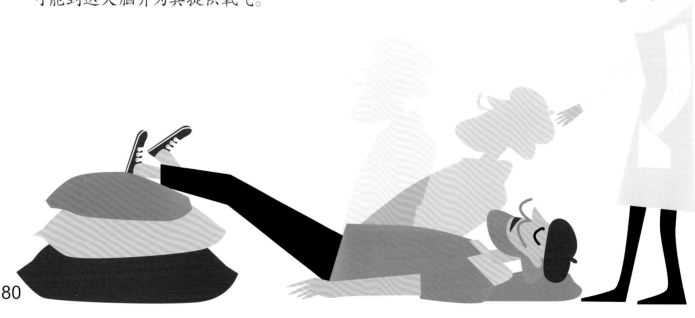

可怕的打击

脑卒中也是对脑循环的破坏，但更为严重。脑卒中通常是大脑血管阻塞或破裂，可能致使整个大脑区域死亡。脑卒中俗称"中风"。患者或许能从这样的打击中恢复过来，也可能遭受严重的后遗症。如果负责手臂和腿部运动的大脑区域受到影响，那么患者就会失去活动能力。如果语言中枢受到影响，患者将无法说话。

脑卒中迹象：

· 虚弱、头晕，有时恶心、呕吐

· 身体协调性受损

· 言语困难

· 感觉丧失

· 上述各种症状不断增加、加剧

当出现脑卒中的最初迹象时，个人无法处理，应该尽快就医。

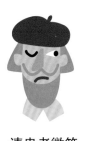
请患者微笑

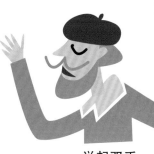
举起双手

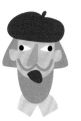
说出自己的名字

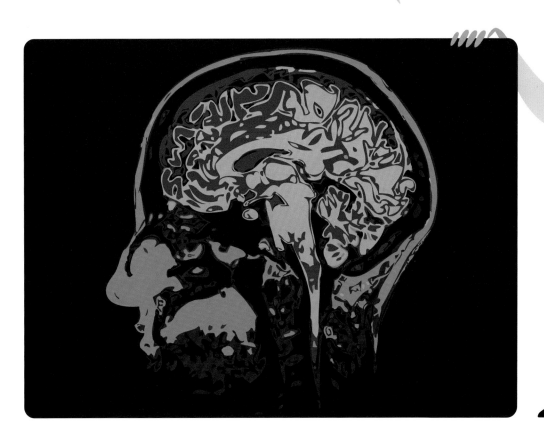

令人悲伤的疾病

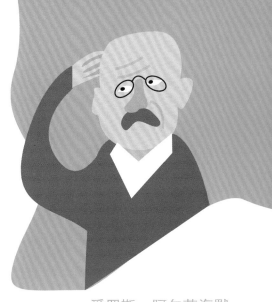

你可能知道，很多人老了之后就会失忆。有时，一个人连自己的名字都会忘记……

阿尔茨海默病是一种令人悲伤的疾病，受苦的不仅是患者，还有他的亲属。因为患者会逐渐变得像小孩子一样无助，需要不断地被照顾。阿尔茨海默病是以首次描述该病的德国心理学家爱罗斯·阿尔茨海默的名字命名的。现在，这种疾病变得越来越普遍，因为人均寿命增长了，而这种病主要影响老年人。为了对抗阿尔茨海默病，全世界的科学家付出了巨大的努力。他们已经意识到，是那些在神经元中工作的蛋白质出现了异常。俄罗斯科学院恩格尔哈特分子生物学研究所开发了一个神经元细胞模型系统，用于研究药物对阿尔茨海默病的作用，目前正在测试药物以治疗这种疾病。让我们祝科学家好运，因为没有人能够保证免遭这种严重疾病的侵害！

爱罗斯·阿尔茨海默

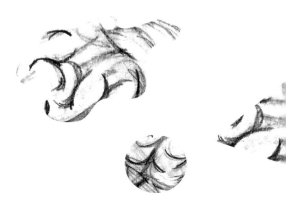

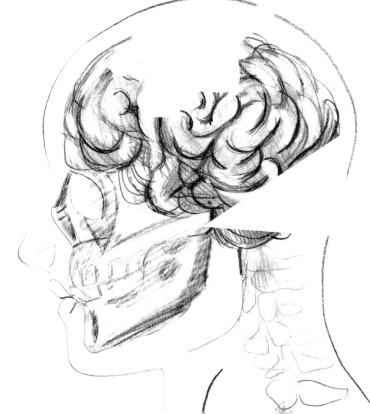

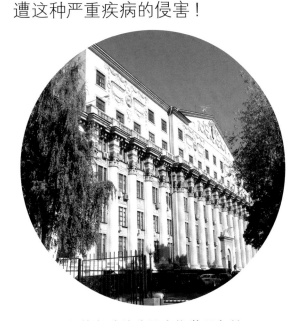

恩格尔哈特分子生物学研究所

82

"常见"的诊断

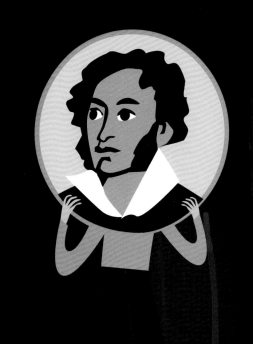

被医生诊断为抑郁症是"常见"的事。有一次医生在普希金那儿找到了这些悲伤的句子：

徒劳的馈赠，偶然的馈赠，
生命啊，何必将你赐给我？

如此发现，医生兴奋得不得了，于是就诊断诗人患有抑郁症。但事实上，普希金不喜欢长时间的悲伤。他知道如何享受生活，特别是当他和心爱的朋友在一起时。

严寒和暖阳，多么美丽的日子！
而你却在打盹，我可爱的朋友……

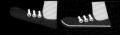

如果你有点儿难过，这不是抑郁症。但是整整一周甚至两周都无法感到快乐，则是一种令人担忧的症状。抑郁症可能发生在一些糟糕的事件或长期乏味的工作之后，有时会因为一个人很长时间没有看到太阳而发生。在古代，希波克拉底用灌肠法治疗抑郁症，现在没有人会这样做。医生已经意识到，很多情况取决于人所处的环境、他们的亲人和朋友。但真正的抑郁症（如果不仅仅是心情不好的话）无法仅通过与朋友交谈或在社交网络上聊天而得到治愈，而需要专家认真专业的帮助。

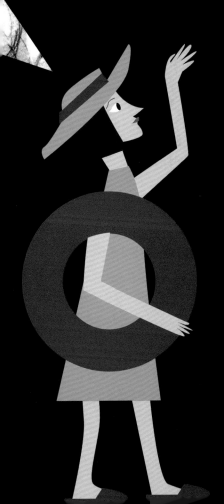

如果你注意到你的朋友对一切都失去了兴趣，性格孤僻，在很长时间内都不开心，不要试图用笑话和恶作剧让他高兴起来，最好说服他去看医生，或至少去看学校的心理辅导员。

神秘的疾病

"精神分裂症"从古希腊语翻译过来，意思是神志的分裂。但是这种疾病背后的本质究竟是什么，科学家还无法解释。这种诊断适用于认为自己的思想被窃取的人，在脑海中听到某人声音的人，具有攻击性、满嘴脏话的人，甚至是行为异常、神情或语言怪异的人。这一切都使得这些人难以与他人互动。以下是这些人的一些陈述：

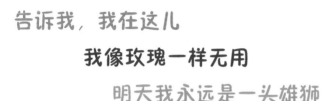

告诉我，我在这儿

我像玫瑰一样无用

明天我永远是一头雄狮

然而，人类可以为许多被诊断为这种病的人感到自豪。才华横溢的数学家约翰·纳什年轻时被诊断出患有精神分裂症，但这并不妨碍他获得1994年的诺贝尔经济学奖。

精神分裂症与多巴胺系统的问题有关——还记得我们讨论过大脑中的暗物质吗？是的，这一理论尚未得到证实。

大脑是神秘的，甚至可以说是神奇的。这是我们的思想和感觉诞生的地方。因此，在大脑中，生物物质变成了精神物质。反之亦然，精神物质会影响生物物质。这就是为什么有些疾病有时可以通过暗示的力量来治愈。

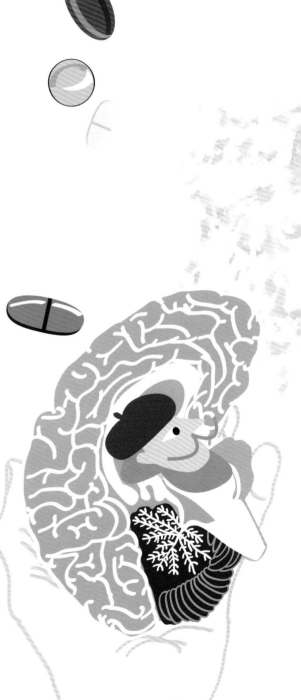

文字和思想的魅力

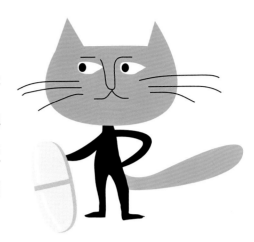

在美国加州曾发生过这样一件事：一名患有严重哮喘病的男子发病了，呼吸道出现痉挛。医生给他开了一个强效的药方，几分钟后他就能自由地深呼吸了。但第二天，医生就收到了药厂的道歉信。原来，制药公司把装着无用粉末的胶囊寄给了医生。

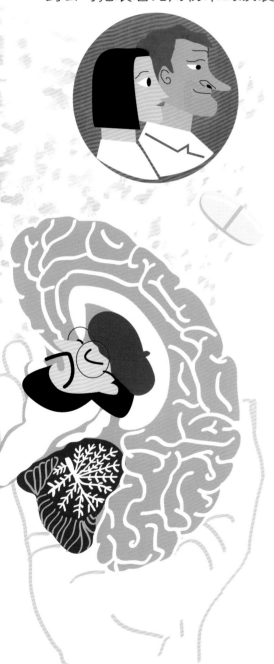

帮助这位病人的不是胶囊，而是相信它们会起作用的信念。也就是说，病人是靠意念的力量缓解了疾病。这种效应被称为"安慰剂效应"。科学家研究发现，在安慰剂的帮助下，许多疾病的症状都被缓解了，有些疾病甚至被治愈了。

喵学者：这只会发生在人身上！虽然他们说一句好话就能让猫咪高兴，但对我们猫来说，仅有言语是不够的。真正的小鱼干和只是谈论它是有区别的！

作者：我们不是在说你，小猫咪，而是在说人类的心灵。它有惊人的力量。有了好心情和善意的话语，很多疾病都会好得更快！这一点自古以来就为人所知，因为就连俄语"医生"这个词也源自古斯拉夫语动词"说谎"，它曾经的意思不是"欺骗"，而只是"说话"。如果一个人能够治愈疾病和驱除邪灵，那么他就是一位医者，是一名医生。

画家：我的一些朋友用诗歌或音乐来治疗自己。他们确信，这种悦耳的组合对心灵有好处，使他们感觉更好。而我在看完一场精彩的艺术展览后，总会感到浑身充满力量！

来日方长！

亲爱的朋友！你的大脑是所有器官中最神奇的一个。它非常贪吃：在你成长的过程中，身体几乎一半的能量都花在了它身上。成年后，它的胃口就会减半。但即便如此，成年人所消耗的能量中，仍有四分之一被大脑用掉了，这可是一个相当大的比例。要知道，大脑的重量仅占体重的百分之二。大脑是如此精力充沛，因为大脑中总是在发生许多变化！你生活中的每一个新事件都意味着新突触的出现。

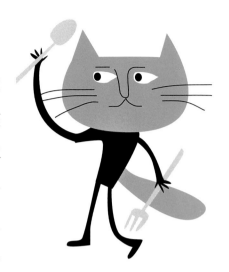

儿童大脑皮层突触的形成

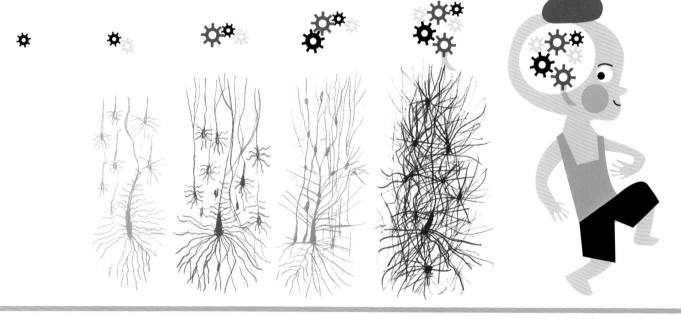

| O | 出生 | 三个月 | 六个月 | 两年 |

你已经经历了三次突触的爆炸式生长。第一次发生在生命的最初几个月，视觉和听觉皮层中的突触快速增长。你学会了看物体，通过声音认出爸爸妈妈。第二次发生在八个月大左右，此时你还不知道如何说话，但你大脑的语言区像海绵一样吸收你的母语文字。第三次飞跃发生在一到三岁之间，此时额叶皮层中的突触急剧增长。

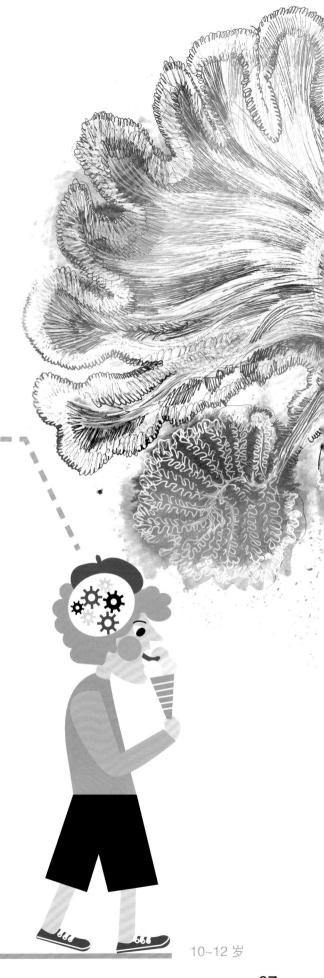

到 10~12 岁时，突触的生长几乎结束，但大脑中的白质数量与通路周围的神经胶质细胞数量会增加。这将提高你大脑工作的速度，你大脑中的不同结构现在正作为一个团队一起工作。

然而，这并不是一下子就能完成的。大脑中的不同系统在不同时间发育成熟。与欲望和情感有关的系统在 12 岁前夕就已经相当成熟，但负责规划和控制的区域要到 25 岁才会最终成熟。这就是为什么青春期被认为是如此折磨人——无论是对孩子还是对他们的父母来说。

喵学者：整整 25 年的不负责任！你们这些人类啊！我们动物可没有这么长的童年……

作者：这还不算什么！最新发现，我们的大脑并没有完全成熟。人类学家将人类和猿类进行了比较。他们注意到，相比于成年猿类，我们更像猿宝宝。猿宝宝和我们一样，体毛很少，头骨的大脑部分比面部大，它们顽皮、好奇心强、很友好。最重要的是，其他灵长类动物身上只在儿童时期起作用的基因终生活跃在我们的额叶皮层中。

喵学者：所以这就是为什么我们猫咪要看管人类的原因！你们永远不会长大，需要时刻被照料！

10~12 岁

大脑的奇迹和惊喜

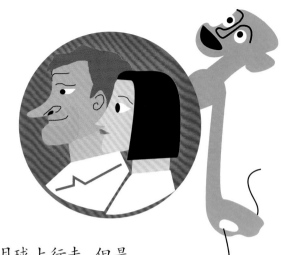

画家：一个好奇心强、不怕犯错的孩子一定是一个有才华的人。这是发现新事物的重要素质！正因为有了不可遏制的好奇心，人类已经乘坐飞机飞上天空，甚至在月球上行走……

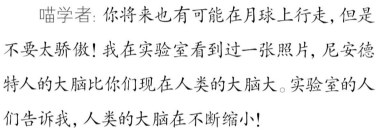

喵学者：你将来也有可能在月球上行走，但是不要太骄傲！我在实验室看到过一张照片，尼安德特人的大脑比你们现在人类的大脑大。实验室的人们告诉我，人类的大脑在不断缩小！

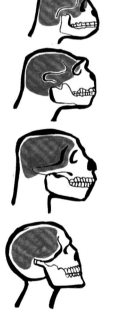

作者：是的，在过去的一万到两万年里，我们的大脑变得越来越小。但关键不在于大小，而在于一旦科学家了解它及其功能，大脑就会抛出又一个惊喜。

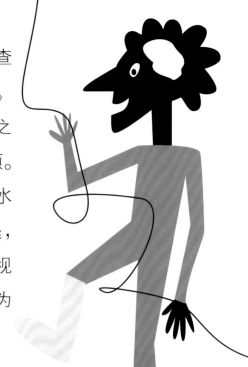

在法国的马赛市发生过一件非同寻常的事。医生检查了一名男子的大脑，这个人总说自己腿疼，而不是头疼。真相令人惊奇：这个不幸的人整个大脑仅保存下来四分之一！由于长期患病，他的脑室扩张并将神经组织挤向脑颅。惊慌的医生在他身上没有发现任何精神异常，他的智力水平也很正常。患者离开了，他对于医生没有治疗他的腿，而是一直在用问题折磨他感到很生气。医生们一边注视着病人的离去，一边惊奇地思索：他是如何活着的？为什么他走路不摔倒？为什么他过着完全正常的生活？！

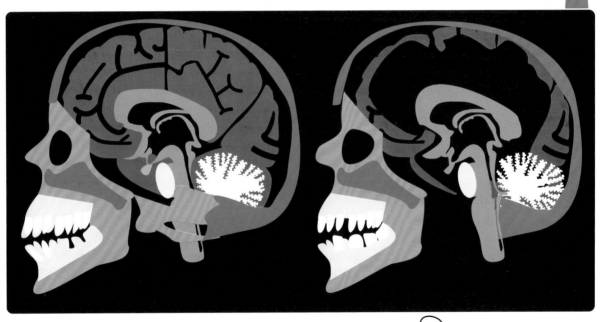

这里还有一个关于大脑的惊喜。你听说过"神经细胞不会再生"这句话吗？很长时间以来，科学家都是这样认为的：人出生后，神经元就会停止分裂。但美国研究人员伊丽莎白·古尔德在成人大脑中发现了分裂的神经元。每天我们都会产生多达数千个新的神经元！起初这一过程是在海马体中发现的（还记得那个头部被销钉穿透的人吗？），但后来，科学家发现，神经元也在大脑的其他结构中形成。

似乎神经生物学（即脑科学）的一些最重要的问题，还有待我们发现。例如，如何解释有些人可以看到音乐，听到味道，闻到名字的气味？在很长一段时间里，人们都不相信这些事。但是最近，科学家开始认真地研究起这些联觉者们（"联觉"来自古希腊语"共同感觉"）。

画家：太有趣了！我好像也是个联觉者！星期四是绿色的，星期一是白色的。我感觉一周中的每一天和一年中的每一个季节都是有颜色的！

喵学者：我对颜色不感兴趣。感受文字的味道才更美妙！我的一个熟人，任何不能引起食欲的话，她都绝不会说！她非常喜欢"键"这个字，对于她来说，听到这个字就像吃冰激凌的感觉！

作者：当然了，尽管科学家已经提出了很多理论，但借助这些理论很多事实仍无法解释。此外，你肯定还记得，神经元之间的联想联系在童年时期形成是最好的。想理解新事物，需要年轻、新鲜的头脑。所以，亲爱的朋友，或许关于大脑的下一个伟大奥秘就是你发现的，或许你大胆的想法能改变当下人们对大脑工作方式的理解，或许你能想出如何让人类摆脱精神疾病的办法，或许你能揭开记忆的神秘面纱，找到意识的藏身之处。

画家：我很想知道直觉是如何形成的。原本状况窘迫——没有足够的资料来解决问题，可答案就在那里！对于我们艺术工作者来说，直觉是很平常的事情，但直觉发现也经常发生在科学家身上，有时甚至是在他们的梦中！

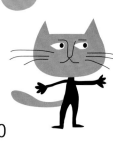

喵学者：我脑袋中有了某些想法！我要去实验室和同事们分享了。他们很可能在下一本书中有话要说！

趣味科普词汇

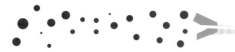

神经元

即神经细胞,有细胞体和突起。神经元是神经系统的结构和功能的基本单位,是一种高度分化的细胞。

细胞核

主要的细胞器,包含 DNA 分子,以及调节基因存储和读取的蛋白质。

细胞器

散布在细胞质内具有一定形态和功能的微结构或微器官。

树突

神经元的短突起,接受刺激并向细胞传递信号。

轴突

神经元的一条长的突起,将信号传给其他神经元。

基因

遗传所依赖的 DNA 分子的一部分。

光遗传学

一种新的科学方法,通过使用特殊的发光蛋白质研究神经细胞。

突触

两个神经元之间传递信号的相互接触的结构。

神经递质

在神经元之间传递神经信号的物质。

受体

能特异识别生物活性分子并与之结合,介导细胞信号转导功能触发生物学效应的特殊蛋白质,存在于细胞表面或细胞内。

棘

神经元上的突起,连接其他神经元。

镜像神经元

对别人的行为做出反应的神经元(好比在反映它)。

神经胶质细胞

一种神经组织细胞,神经元通过它接收所有营养。

灵敏度

对刺激做出反应的能力。

视网膜

眼球壁的最内层,含有感光器。

杆状细胞和锥状细胞

眼睛视网膜层的两种感光细胞。

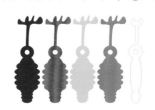

神经中枢或神经节

一组负责身体重要功能的神经细胞（例如，延髓中的呼吸中枢、吞咽中枢）。

垂体

间脑的一部分，是激素调节的主要中心。

激素（旧称"荷尔蒙"）

一种通过血流输送到作用部位并引起细胞反应的物质。

两手同利者

一个双手使用同样便利的人。

小矮人 / 侏儒

书中指中世纪炼金术士希望通过人工手段获得的一种生物。

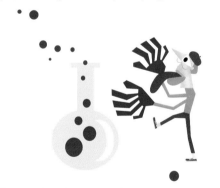

反射

身体受到刺激并做出的反应，由神经系统执行。

联想

不同主体之间的记忆联系。

脑卒中

对脑供血系统的急性破坏。

爱罗斯·阿尔茨海默

德国精神病学家和神经学家，他描述了由于大脑中神经元死亡（阿尔茨海默病）导致的记忆障碍。

抑郁症

使人经常心情不好，对任何事情都没有兴趣的疾病。

精神分裂症

与思维障碍有关的精神疾病。

安慰剂效应

病人的康复来自对药物力量的信心，而不是来自药物本身。

人类学家

研究人类作为生物物种的起源和发展的科学家。

联觉

多种感官同时对单一刺激做出反应的能力（例如，看到声音的颜色）。

脊髓

封闭在脊柱中的中枢神经系统的一个部分。

蘑菇体

　　昆虫大脑的高级部分。

多巴胺

　　一种在大脑中产生并引起愉悦感的物质。

下丘脑

　　间脑的一部分，调节体温、饥饿感，控制攻击行为。

本能

　　与生俱来的行为方式，是大自然的馈赠。

　　我们希望我们的读者能够获得智慧，解决最困难的问题，学习越来越多的东西——在理解大脑的奥秘方面比我们更进一步。在德尔斐的阿波罗神庙上刻有这样的铭文："认识你自己。"我们希望这本书能帮助读者履行希腊贤哲们的遗训。

作者简介

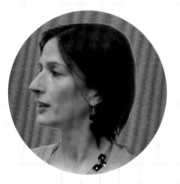

薇拉·托尔琴尼科娃：神经生物学家、生物科学副博士，任职于莫斯科大学。

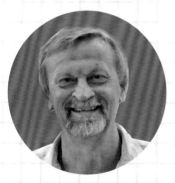

尤里·涅奇波连科：生物物理学家，从事 DNA 研究，在莫斯科大学讲学，同时也是一位作家。

作者认为感谢同事和朋友是他们应尽的义务。特别感谢格里戈里·叶尼科洛波夫提供的照片。

本书插图作者：奥莉加·佐洛图希娜

КЛЮЧИ ОТ ГОЛОВЫ: ЧТО УЧЕНЫЕ ЗНАЮТ ПРО МОЗГ

Толченникова В.В., Нечипоренко Ю.Д.

В оформлении книги использованы оригинальные фотографии Г. Ениколопова

ISBN (рус.) 978-5-906848-74-1

© ООО «ИД Арт Волхонка», 2020
© В.Толченникова, Ю. Нечипоренко, текст, 2020
© О.В.Золотухина,иллюстрации, 2020

图书在版编目（ＣＩＰ）数据

大脑的钥匙 ／（俄罗斯）薇拉·托尔琴尼科娃
(Vera Tolchennikova)，（俄罗斯）尤里·涅奇波连科
(Yuri Nechiporenko) 著 ；皮野，杨振杰译． -- 北京 ：
人民卫生出版社，2025.2
ISBN 978-7-117-35004-4

Ⅰ．①大… Ⅱ．①薇… ②尤… ③皮… ④杨… Ⅲ.
①脑科学－少儿读物 Ⅳ．①R338.2-49

中国国家版本馆CIP数据核字(2023)第111639号

图字：01-2021-6800 号

大脑的钥匙
Da'nao de Yaoshi

著：[俄]薇拉·托尔琴尼科娃
　　[俄]尤里·涅奇波连科
译：皮　野　杨振杰
出版发行：人民卫生出版社（中继线 010-59780011 ）
地　　址：北京市朝阳区潘家园南里 19 号
邮　　编：100021
Ｅ - mail：pmph @ pmph.com
购书热线：010-59787592　010-59787584　010-65264830
印　　刷：北京盛通印刷股份有限公司
经　　销：新华书店
开　　本：889×1194　1/16　印张：6.5
字　　数：102 千字
版　　次：2025 年 2 月第 1 版
印　　次：2025 年 3 月第 1 次印刷
标准书号：ISBN 978-7-117-35004-4
定　　价：98.00元

52检